U0325596

家庭小偏方
中老年常见病
一扫光

主　编　胡春福
副主编　王振娟

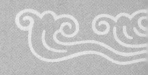
中国纺织出版社

图书在版编目（CIP）数据

家庭小偏方 中老年常见病一扫光 / 胡春福主编
.—北京：中国纺织出版社，2017.5 （2023.1重印）
ISBN 978-7-5180-3409-3

Ⅰ．①家… Ⅱ．①胡… Ⅲ．①中年人–常见病–土方
–汇编②老年人–常见病–土方–汇编 Ⅳ．①R289.2

中国版本图书馆CIP数据核字（2017）第064992号

责任编辑：樊雅莉　　　责任印制：王艳丽　　　版式设计：苏苏

编委会：张海媛　范永坤　黄建朝　赵红瑾　毛燕飞　韦杨丽　寿　婕　史颖超
　　　　李玉兰　王洪侠　黄建猛　祝　辉　姜　朋　王永新　张海斌　黄艳素
　　　　黄　辉　遆　莹　黄建团　王雪玲

中国纺织出版社出版发行
地址：北京市朝阳区百子湾东里A407号楼　邮政编码：100124
销售电话：010-67004422　　　传真：010-87155801
http://www.c-textilep.com
E-mail:faxing@c-textilep.com
中国纺织出版社天猫旗舰店
官方微博 http:weibo.com/2119887771
佳兴达印刷（天津）有限公司印刷　　各地新华书店经销
2017年5月第1版　　2023年1月第4次印刷
开本：710×1000　1/16　印张：12.5
字数：155千字　　定价：39.80元

前言

　　偏方因其用药简单、价格低廉、疗效独特而广受老百姓的欢迎，在民间更是有"偏方治大病""小小偏方，气死名医"这样的说法。直到现在，仍然有很多饱受疾病缠身的患者在不断地打听、寻找各种偏方，而且用偏方治好疾病的患者也不在少数。由此可见，偏方在民间享有非常高的声誉，名副其实地成为中医学宝库中不可分割的一部分。

　　本书针对中老年常见疾病，精心搜集整理常用的小偏方，以辅助防护中老年身体健康。全书精挑细选数十种中老年人的常见疾病，涉及中老年心血管系统、呼吸系统、消化系统疾病及"五高"疾病、关节病、皮肤病等，其中每一种疾病都做了通俗易懂的中医介绍，并特荐了适用良方，进行详尽的介绍和功效分析。此外还辅助介绍了一些疾病中的其他预防和改善方法，例如中医按摩穴位、运动操、饮食注意等。

　　虽然小偏方功效大，但是中老年人在选择小偏方的同时，必须树立科学用药的意识，慎重鉴别，不可盲从，最好遵医嘱，同时选择偏方也要结合自身情况，科学选择。

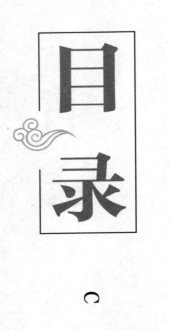

目录

CONTENTS

第一章

"五高"疾病小偏方，让高峰值变平稳

2　**高血压**
　　常喝玉米须茶，让血压变平稳

5　**糖尿病**
　　饭前苹果醋，血糖稳定不再升

8　**高脂血症**
　　山楂荷叶粥，降血脂、助消化

11　**高黏血症**
　　米醋泡生姜，血液不再稠

14　**痛风**
　　喝些蒲公英粥，扫除痛风之隐患

17　**专题："五高"中老年人的日常养生要点**

第二章

心脑血管病小偏方，家庭必备少不了

20　**冠心病**
　　丹参饮，补充你的肾气

23　**低血压**
　　黄芪阿胶糯米粥，补足你的精气神

26　**心律失常**
　　莲子龙眼粥，养心护心有高招

29　慢性心力衰竭
　　心衰气短常喝黄芪粳米粥

31　动脉粥样硬化
　　葛根炖母鸡，血管不硬化

33　风湿性心脏病
　　龙眼茶改善心血瘀阻

35　心绞痛
　　银杏叶茶缓解你的疼痛

37　脑血栓
　　常吃天麻及钩藤有助消血栓

39　老年痴呆症
　　核桃粥健脑益智

40　专题：中老年心脑血管疾病以预防为主，吃对食物很重要

第三章

五官、皮肤病小偏方，
小痛小痒有疗效

42　白内障
　　枸杞粥养肝明目

45　青光眼
　　绿豆决明子饮清热明目

48　老花眼
　　芹菜洋葱汁改善您的头晕目眩

51　耳鸣
　　肉苁蓉粥补肾气去耳鸣

54　慢性鼻炎
　　白菜萝卜汤止住打喷嚏

57　手足皲裂
　　橘子皮汁让手脚干裂好得快

59　　**老年斑**
　　　蜂蜜姜水让斑点
　　　一浅再浅

62　　**老年皮肤瘙痒症**
　　　生姜擦拭止痒快

65　　**老年湿疹**
　　　萝卜藕汁饮改善湿疹

68　　**专题：老年人皮肤病的**
　　　日常护理

第四章

消化系统疾病小偏方，吃好才能脏腑好

70　　**便秘**
　　　百合羹生津润燥通肠道

73　　**腹泻**
　　　薏米粥改善老年慢性腹泻

76　　**口臭**
　　　薄荷粥降胃火、除口臭

79　　**胃溃疡**
　　　玫瑰花茶疏肝理气消溃疡

82　　**胃下垂**
　　　黄芪粥提升胃动力最实用

85　　**病毒性肝炎**
　　　枸杞当归煲鹌鹑蛋
　　　养肝补阴

88　　**脂肪肝**
　　　山楂绿茶为肝减脂

91　　**呃逆**
　　　刀豆生姜饮散寒暖胃

94　　**慢性胃炎**
　　　萝卜粳米粥疏肝养胃

97　　**慢性肠炎**
　　　黄芪薏米粥滋补脾胃

第五章

呼吸系统疾病小偏方，自然呼吸畅快身体棒

100　**感冒**
　　　喝了葱白粥，
　　　发汗解表去感冒

103　**咳嗽**
　　　萝卜葱白汤，宣肺止咳快

106　**肺气肿**
　　　百合猪肺汤养肺消气肿

109　**慢性肺炎**
　　　芝麻生姜汁，
　　　养肾止咳快

112　**慢性支气管哮喘**

　　雪梨川贝汤，止咳喘先润肺

115　**过敏性鼻炎**

　　多喝辛夷花茶，鼻子不过敏

118　**慢性咽炎**

　　罗汉果泡茶，嗓子变清爽

第六章

泌尿系统疾病小偏方，顺畅排泄全身轻松

122　**尿道炎**

　　绿豆粥清热利湿

124　**慢性肾炎**

　　黄芪炖甲鱼益气养阴

126　**尿频**

　　枸杞芡实猪膀胱汤改善肾亏虚

128　**尿失禁**

　　枸杞红枣鸡蛋汤改善肾虚引起的尿失禁

第七章

身心疾病小偏方，神清气爽不难受

130　**失眠**

　　蒲公英汤降肝火助睡眠

133　**慢性疲劳综合征**

　　人参菊花茶缓解您的疲劳

136　**偏头痛**

　　红枣核桃糯米豆浆镇静安神

138　**健忘**

　　核桃枸杞山楂汤养肝肾健头脑

140　**神经衰弱**

　　酸枣仁粥宁心安神

142　**更年期综合征**

　　莲子百合粥清心安神

143　**盗汗**

　　参苓粥改善气虚

145　**自汗**

　　党芪五味炖猪心补气虚

第八章

筋骨、关节病小偏方，让您手脚灵活生活无忧

148 肩周炎
白芍桃仁粥去血瘀止疼痛

150 颈椎病
参芪龙眼粥补血益气

152 腰椎间盘突出
杜仲核桃猪腰汤补肾气

154 骨质增生
杜仲猪腰汤强筋骨

156 坐骨神经痛
薏米木瓜粥舒筋止痛

158 足跟痛
山药莲子芡实粥补肝肾

160 骨质疏松症
鹌鹑枸杞汤强健筋骨

162 风湿性关节炎
桑枝鸡汤祛风湿利关节

第九章

生殖系统疾病小偏方，改善您的难言之隐

166 月经不调
黑木耳红枣茶来调经

169 乳腺增生
海带生菜香郁汤护乳去增生

171 老年性阴道炎
生萝卜汁缓解阴道炎

172 外阴瘙痒
蒸猪肝清热祛湿

173 带下
白扁豆红糖饮清热祛湿

174 前列腺增生
参芪冬瓜汤健脾益气又利尿

177 阳痿
核桃仁炒韭菜补肾虚

179 早泄
蜂蜜核桃仁防"精淤"

181 附录：1
偏方应用小常识

186 附录：2
中老年人常见疾病
需做好日常防护

187 附录：3
中老年人
四季养护小偏方

第一章

"五高"疾病小偏方，让高峰值变平稳

  "五高人群"是从"三高人群"延伸出的一个新词汇，主要是指高脂血症、高血压、高血糖、痛风（高嘌呤）、高黏血症。随着进入中年时期，人们的健康状况开始衰退，而这五高的病症也开始侵袭中老年人群。面对这样的疾病威胁，本章特别精选了一些小偏方，以帮助中老年朋友更好地改善病症，科学地做好日常调理。

高血压

常喝玉米须茶，
让血压变平稳

目前，高血压在中老年人群中的发病率非常高。引发高血压的危险因素很多，并且伴随年龄的增长，患高血压的风险也越来越大。高血压是人体健康的隐形杀手，它是多种疾病的诱发因素。因此，控制好血压对于保持身体健康至关重要。

中医认为，高血压是由于机体阴阳平衡失调产生的结果。阴虚为本，阳亢为标，病变与五脏有关，主要涉及心、肝、肾，在标为肝，在本为肾，以肝肾阴虚或肝阳上亢为主要症状表现，以阴损于前、阳亢于后为主要特点，到了病程后期，往往发展为阴阳两虚。

高血压的中医辨证分型主要有以下5个方面：

肝阳上亢型 如果人体平时肝阳比较旺盛，或因情志多郁，久而化火，阳气或燥火极易向上发展，使得血压突然升高。这多半就需要使用清肝泻胆、降逆息风等方法来降低血压。

肝虚风动型 这一类型的高血压患者往往因为肝血虚损，阳气不足，体内一股虚风在作祟，从而引起血压急剧升高。这类患者往往属于过耗脑力劳动者，平日里最好少吃寒凉的食物，还得注意防寒保暖，否则极易损伤肝气。

阴虚阳亢型 除了一般表现为阳亢症状外，还伴有心跳、怔忡、失眠、健忘、脉弦细而数、舌苔黄、舌质绛红。一般治疗以滋肾养肝为主。

肝肾阴虚型 主要表现为头晕目眩、腰酸腿软、五心烦热、失眠、耳鸣、舌质干红少苔或无苔、脉弦细。多以滋肾养肝为主。

阴阳两虚型 主要表现为四肢不温，伴乏力、腰酸、头痛、耳鸣、心悸、舌淡苔白、脉弦细。多以养阴助阳为主。

玉米须茶

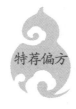

特荐偏方

做法及用法 玉米须泡茶饮用。每天数次，每次25~30克。长期饮用可发挥降血压的作用。

玉米须茶是一个很好的利尿、降血压茶饮方，简单、实用，而且很容易实现。秋天，农民在收获玉米时，大多把玉米须扔掉，殊不知玉米须是治病良药。中医学认为，玉米须性味甘淡而平，入肝、肾、膀胱经，有利尿消肿、平肝利胆的功能，主治急、慢性肾炎，水肿，急性胆囊炎，胆道结石和高血压等。

其他对症小偏方

高血压有着不同的症状表现，中老年朋友们不妨根据自己的症状表现合理地使用以下小偏方：

鲜芹菜汁： 芹菜200克洗净，用沸水烫2分钟，切碎用纱布绞汁，用砂糖调服，每日2次。对眩晕头痛、颜面潮红、精神兴奋的高血压患者适用。

醋泡花生： 生花生米300克，陈醋适量。将适量陈醋倒入盛有花生米的碗内浸泡7天。每日早晚各服10粒。适用于各种类型的高血压。

山楂汁： 鲜山楂10枚，白糖30克。山楂捣碎加糖煎煮至烂，吃山楂饮汤，每日1次。或山楂树叶10克，水煎代茶饮。适用于各种类型的高血压。

菊花茶： 白菊花、绿茶各6克。白菊花漂洗干净，与绿茶一同放入杯中，冲入开水浸泡即成，代茶常饮。适用于经常头痛、眩晕的高血压患者。

决明海带汤： 海带20克，炒决明子15克。将海带洗净，水泡发切块，与炒决明子一同放入锅内，水煎至海带熟烂。每日1剂，食海带饮汤。适用于肝阳上亢型高血压，但脾胃虚寒及泄泻患者不宜饮用。

按摩穴位控血压

合谷穴：合谷穴位于手背第1、第2掌骨间。以手上的合谷穴为中心，从食指指根到手腕的这一区域，受到刺激后，可以通过经络反射，达到与直接刺激人迎穴同样的效果。血管紧张可造成血压升高，而刺激合谷穴，可缓解脖颈血管的紧张度。

后溪穴：后溪穴位于小肠经上，具体在小指尺侧，第5掌骨小头后方，当小指展肌起点外缘。由于小肠经与脖颈外侧到脑后部这一区域相联通，所以一旦刺激后溪穴，就可以达到缓解颈部肌肉紧张的目的，从而减轻高血压引起的头痛、头晕等症状。

百会穴：百会穴位于头顶的正中央。手掌紧贴百会穴顺时针方向旋转，至少旋转50圈，可以宁神清脑、降低血压。

涌泉穴：涌泉穴位于足底前中1/3的交点。搓涌泉穴和全脚掌，可促使气血畅通，养肝明目，温补肾经，滋润肾水，并且有防治失眠、高血压的效果。

桥弓穴：桥弓穴位于人体脖子两侧的大筋上，推拿这个穴位，能够使人的心率减慢、血管扩张、血压下降。推拿桥弓穴时只能一侧一侧地进行，切不可两侧同时推拿，因为双侧推拿会影响头部供血，刺激过强，容易导致头晕甚至昏厥。

内关穴：内关穴位于手腕横皱纹的中央，向上约两指宽的中间处。没事在家可以用按摩棒重力按压内关穴2分钟左右，每日按摩数次，频率不限，可有效控制血压。

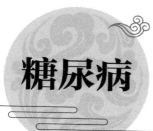

糖尿病

饭前苹果醋，
血糖稳定不再升

糖尿病不只是来自遗传，很多人会因为饮食不节、情志失调、劳欲过度等问题招惹上糖尿病；而且糖尿病也不再是老年人的专属，糖尿病发病年龄越来越年轻化，甚至有人不到 40 岁就开始天天吃降糖药了。更有甚者，糖尿病的最初发病并不明显，很多人在不知情的情况下患上糖尿病，这样一来就会耽误了最佳的治疗时间。糖尿病发病率越来越高，对于中老年人来说，糖尿病危害则显得更大。一般 40 岁以后，几乎每增长 10 岁，患病率就增高 10% 左右。

在中医理论中，糖尿病被称为消渴症。消渴之名，首见于《黄帝内经》。消渴是以多饮、多食、多尿、身体消瘦为特征的一种疾病。根据这三多症状的主次，在明代《证治准绳》中还对消渴做出了明确的分类："渴而多饮为上消，消谷善饥为中消，渴而便数有膏为下消。"

上消 主要表现为喝水特别多。主要病因是居于上焦的肺热。我们都知道，肺主水液，一旦肺的功能失调，津液输布就会出问题，口渴症状就会严重。

中消 主要表现为吃得特别多。主要病因在于胃火旺盛。胃热则更善于消化食物，所以这类患者比正常人更能吃。然而，胃火过旺可是会伤及人体津液的，最终就会导致吃得多但身体消瘦。

下消 主要表现为尿比较多。主要病因在于下焦有问题。多见于糖尿病后期，耗损时间较长，肾精亏虚，肾气难以固涩，排尿的次数变得更加频繁，尿量也比较多，尿液相对更为浑浊。糖尿病主要是因为不良的生活方式，是由体力活动少、运动锻炼少、营养过剩等由现代生活方式造成的"现代文明病"，所以在预防上要特别注意饮食和运动。

苹果醋

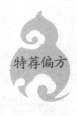

特荐偏方

做法及用法 苹果醋是由苹果酒经微生物发酵制造而成。质量较好的苹果醋酿造时间较长（可长达 6~10 个月），一般我们直接在超市选购苹果醋即可，但需要注意标签和醋的颜色及状态。糖尿病患者每天睡前可以喝两勺苹果醋。

虽然苹果醋在民间被用于治病已有很长的历史，但近些年由于人们对保健品的追捧，苹果醋才开始流行起来。苹果醋不仅味道好，而且营养丰富。它除了含有醋酸外，还富含多种维生素、矿物质和氨基酸等营养成分。

由于苹果醋对调节人体胰岛素水平有益，因此具有一定的降糖效果，糖尿病患者每天坚持饮服，可维持血糖稳定，甚至起到降糖效果。与此同时，苹果醋还有益于养生，有抗氧化、增强新陈代谢、帮助消化、排毒养颜、减缓衰老等功能。

其他对症小偏方

糖尿病分为多种证型，而且症状表现也有所差异，故所选用的小偏方要有针对性才行。

山楂麦芽饮：生山楂、麦芽各 10 克。将山楂切片，麦芽炒至微黄。将二者一同浸泡 30 分钟，煮 15 分钟即可代茶饮用。该方有利于软化血管、消除积滞，对各类糖尿病患者均有效。

金银花野菊水：金银花 15 克，野菊花、荔枝核各 10 克。将上述药材用纱布包起来，放进砂锅，加 3 碗水。大火烧开，然后转成小火，3 碗水熬成 1 碗即可。每日用其漱口 2~3 次。此方可改善糖尿病合并的口腔感染症状。

核桃鸡蛋木耳方：核桃 2 个，红皮鸡蛋 2 个，黑木耳 2 朵。将核桃打碎取仁，黑木耳泡发切碎，放入碗内。将鸡蛋打入碗内，搅拌均匀，加入适量的水，不加调料上锅蒸熟。每日清晨空腹一次吃下。此方有利于缓解糖尿病多种不适症状。

石榴叶茶： 鲜石榴叶 60 克，生姜 15 克，盐 2 克。取鲜石榴叶、生姜、盐一同炒黑，水煎取汁，代茶饮用。该方适用于糖尿病伴腹泻患者。

玉竹粥： 鲜玉竹 15 克，粳米 100 克，冰糖少许。先将新鲜肥玉竹洗净，去掉根须，切碎煎取浓汁后去渣，加入粳米，加水适量煮为稀粥，粥成后放入冰糖调味，稍煮一二沸即可。可作早晚餐食用，5 ~ 10 日为 1 个疗程。滋阴润肺，生津止渴。

 巧用按摩治疗糖尿病

1. 患者站立，双脚分开，与肩同宽，用手掌分别摩擦腹部和两侧胁肋部各 100 次；用中指按揉中脘、神阙、气海、关元穴，用拇指按揉足三里、三阴交、血海、阴陵泉穴，每个穴位按揉 100 次，以有酸胀感为宜。双手摩擦腰骶部，至透热即可。

2. 左手捏拿右上肢。用拇指和食指、中指（或用拇指和其余四指的指腹）用力紧捏，由远及近，10 遍为宜。左右互换，捏拿左上肢。拇指按揉曲池、合谷、外关穴 1 分钟，以是否有酸胀感为度。双掌搓面部，约 50 次左右，之后闭目 10 分钟。

3. 按压耳后窝，促进胰岛素的分泌。耳后窝即耳垂后方凹陷处，患者可用拇指缓缓用力按压此处并慢慢吐气，双手同时按压，每次持续 5 秒后松手，每日 2 次（午饭、晚饭后半小时），每次 10 ~ 15 分钟。

医生叮咛

定期监测血糖

一般情况下，中老年人应该每年进行一次全面的查体，末梢血糖更是应该 1~2 个月监测 1 次。不仅要监测空腹血糖，还要监测餐后 2 小时血糖。因为有些 2 型糖尿病患者，主要表现为胰岛素释放延迟所致的餐后 2 小时血糖升高明显。如果只查空腹血糖，可能出现漏诊。

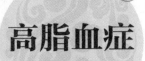

高脂血症

山楂荷叶粥，
降血脂、助消化

高脂血症是中老年人常见的代谢性疾病，主要是由人体内脂肪代谢失调导致的。脂肪代谢一旦失调，人体血液中脂肪含量就会明显增高。此病目前在中老年人群中属于多发病，也是诱发动脉粥样硬化、高血压、冠心病等心脑血管疾病的重要因素之一。从这一角度看，有效地控制血脂是防治中老年人心脑血管疾病的一条重要途径。

中医理论认为，高脂血症的发病因素主要在于肝、脾、肾功能失调。其中痰湿、痰热、痰瘀内生，气滞不通，最终阻塞了脉道，致使清阳不升、浊阴不降，这是本病发生的关键病理基础。可见，对于中老年人的高脂血症从调理肝、脾、肾三脏功能入手，效果会更明显。

中医理论将高脂血症的病症表现主要划分为以下 4 个方面：

肾虚痰阻型 主要表现为腰酸、肢体沉重乏力、头晕而重、耳鸣、胸闷或隐痛、精神不振、舌质淡或黯红、舌苔白或腻。这种证型主要以调理肾虚与脾虚为主，令脾恢复运化能力，将湿浊顺利排出体外。

痰瘀阻滞型 多见于病势较急、病情较重的患者，这类患者多半压力比较大，精神过于紧张，饮食起居毫无规律可言，甚至还嗜烟酗酒。

气虚血瘀型 主要表现为心悸气短，稍微动一动就气急，过度劳累也会气急；神疲乏力，面色无华，胸痛，舌头发黯且有瘀点或瘀斑，舌体胖大，舌苔较薄等。

阴虚血瘀型 主要表现为胸胁闷痛，口干咽燥，或午后潮热，脸颊泛红，心烦，手足心热，舌质黯红或黯紫，无苔或少苔等。

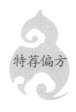

山楂荷叶粥

做法及用法 山楂15克，荷叶10克，大米100克，白糖适量。山楂洗净切片，荷叶洗净，大米淘洗干净。大米、荷叶、山楂同放锅内，加水适量，置武火上烧沸，再用文火煮30分钟，除去荷叶，加入白糖搅匀即成。每天1次，有助清热、解毒、化积、降脂、助消化功效，对于高脂血症患者有帮助。

山楂，是我们生活中非常常见的水果之一，具有很高的营养和医疗价值，尤其适合中老年人。常吃山楂能增强食欲，改善睡眠，保持骨和血中钙的恒定，预防动脉粥样硬化，降血脂，开胃消食，特别对消肉食积滞作用更好，很多助消化的药中都用了山楂。山楂也被人们视为"长寿食品"。荷叶味苦辛、微涩，性凉，归心、肝、脾经，具有消暑利湿，健脾升阳，散瘀止血的功效。其中荷叶碱是荷叶中提取的生物碱，荷叶碱可扩张血管，清热解暑，还有降血脂的作用。粳米含有人体必需的淀粉、蛋白质、脂肪、多种维生素及钙、磷、铁等营养成分，可以提供人体所需的营养、热量。三者搭配对降低血脂、促进消化、滋养身体都有不错的功效，适合高脂血症患者食用。

其他对症小偏方

高脂血症还有诸多类型，不同类型症状表现不同，所选用的小偏方自然也会有所不同。

玉米粥： 取50克玉米粉放入碗中并加冷水调匀。取粳米100克并洗净，入锅加适量清水，大火煮沸后，转至小火，至九成熟时将调好的玉米糊倒入，至米煮烂即可。每日2次，可用作早晚餐。适用于高血压合并高脂血症。

大蒜汁： 将大蒜榨汁饮服，也可加适量奶油调匀后服下。也可用大蒜油制成胶丸，每日3次，每次3粒，饭后服用。适用于各类高脂血症。

山楂菊花茶：分别取山楂、菊花、银花各 25 克，用开水一并冲泡，代茶饮或每日 3 次。本方有利于降压、降脂、去火、明目。

黑木耳豆腐汤：黑木耳 10 克，嫩豆腐 250 克，胡萝卜 30 克，水发香菇 150 克，姜末、葱末、味精、盐、香油各适量。将黑木耳用温水泡发，去杂质后洗净；豆腐切成小块，胡萝卜、香菇洗净切成小丁。先在烧锅内加入鲜汤一碗，把黑木耳、胡萝卜、香菇倒入，加姜末、葱末、盐，烧沸后放入豆腐、味精，淋上香油即可。本方健脾除湿，通便降脂，适用于各类高脂血症。

决明子粥：决明子 10 克，白菊花 10 克，粳米 100 克冰糖少许。先将决明子放入锅内，炒至微有香气时取出，待冷后与白菊花同煮 20 分钟，去渣取汁。加入粳米煮粥，粥成入冰糖，煮沸即可。每日服食 1 次，5 ~ 7 日为 1 个疗程。清肝明目，消脂通便。

治疗高脂血症的推拿法

以头面部、上肢、腰背部、下肢为主，分别取坐位、俯卧位、平卧位等姿势，采用搓、按、揉、推、拿、拨、叩等手法，以患者自觉明显酸、胀感为度，每次推拿 20 ~ 30 分钟，20 次为 1 疗程。

医生叮咛

睡前 1 杯水很重要

中老年人不管是预防高脂血症还是已经患病，养成睡前饮 1 杯温开水（约 250 毫升）的好习惯，都能起到不错的降脂效果。对高脂血症患者来说，睡前 1 杯温开水不仅可以及时地稀释黏稠的血液，促进血液畅行无阻，进而在一定程度上降低血脂，还能减少脑血栓和心肌梗死的发病率。

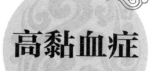

高黏血症

米醋泡生姜，
血液不再稠

　　高黏血症作为心脑血管疾病之一，常常容易盯上老年人，多与高脂血症、高血压、动脉粥样硬化、心脑血管疾病等有密切关系。这种病症往往不容易被人察觉，因为它在发病后和初期基本没有明显的症状。

　　中老年人的血管壁弹性随着年龄的增加而开始逐渐减弱，管腔也慢慢变狭窄，细胞可以紧贴地靠拢着，血液黏稠度增高，血液流动的速度减慢了，特别容易发生心血管疾病。另外，中老年人血液黏稠度增高还与血浆中的蛋白质含量增高息息相关。如果血液中突然含有太多的异物，极易形成血栓，进而影响血液的正常流通速度，加重血液的黏稠度。

　　在中医学看来，高黏血症多属于血瘀证，主要是因为脏腑功能失调所致的，还与饮食不节、情志不畅、跌打损伤、劳累过度、慢性久病等因素有着密切关系。

　　临床上，一般会将高黏血症分为血瘀型、气滞血瘀型、肝肾阴虚型、肝阳上亢型、痰浊瘀阻型等。常见的症状表现有眩晕、头痛、心悸、胸闷、神疲乏力、肢体麻木、身体疼痛且自觉沉重等。中医治疗上应以活血化瘀为主，配合行气、补气、温阳、散寒、化痰、通络等辨证分型治疗。

米醋泡生姜

特荐偏方

（做法及用法）新鲜生姜 500 克，白米醋 500 毫升，冰糖 250 克，广口瓶 1 个。将生姜洗净，切成薄片，薄厚要均匀，然后装入广口瓶内，往瓶内放入冰糖，注入白米醋。将瓶口密封，放到冰箱的冷藏室里储存，1 周后即可食用。每日早晨空腹吃 5~8 片生姜，喝 1 小勺泡过姜的醋。

此方对于改善血液黏稠度、促进血液循环大有好处，同时对高血压、高脂血症等也有不错的疗效，长期服用还有益寿延年的作用。

首先，生姜祛病保健的方法由来已久。早在春秋时代，孔子就有一年四季不离姜的习惯，在《论语·乡党》中有"不撤姜食，不多食"之说。在现存最早的中药专著《神农本草经》里也有关于姜的记载："干姜，味辛温，主治胸满、咳逆上气、温中止血、出汗、逐风湿痹、肠下利。"生姜里含有一种特殊物质，能减少中老年人身体内凝血酶的数量，从而减少血小板的聚集。

其次，米醋泡姜片中的米醋可以增强胃肠道的杀菌能力，增强肝肾的功能，更好地帮助身体排毒。此外，米醋还能起到扩张血管的功效，令血液和体液保持正常的弱碱性，帮助降低血压及胆固醇。

不过，好东西总是有很多讲究的，一般吃姜最好选择在早晨。因为到了晚上，人体的阳气逐渐收敛，阴气偏盛，这时如果吃姜就违反了生理规律，所以中医有"夜晚吃生姜，等于吃砒霜"之说。为了身体的健康，最好还是在早晨使用这道偏方吧！

其他对症小偏方

预防与辅助治疗高黏血症的食疗小偏方有很多，具体施治时应根据自身症状表现以及个人爱好来合理选择：

海藻鲫鱼汤：海藻 10 克，鲫鱼 150 克，盐、姜片、藿香叶、胡椒粉各少许。海藻洗净，鲫鱼宰杀后清理干净。油锅置火上，用小火将鲫鱼煎黄，加水适量煮沸，再加入海藻、姜片、藿香叶煮 5 分钟，加入盐、胡椒粉调味即可。每日 1 剂，食肉饮汤。此汤对气虚的心血管患者尤其适宜。

三七蛋花汤：三七粉 3 克，鸡蛋 1 个，大西红柿 1 个。西红柿切碎水煮 6 分钟，加入搅拌的鸡蛋和调料，做成蛋花汤，最后加入三七粉。每日 1 剂。该方有利于降低血液黏稠度，防止血栓形成。

红花山楂泡酒： 红花 30 克，鲜山楂 120 克，米酒 250 毫升。将红花、山楂放入米酒中浸泡 1 周。每日 2 次，每次 5~10 毫升。红花具有活血化瘀、防止血小板凝聚的作用；山楂具有消肉食积滞与降血脂作用。这道偏方可有效降低血液黏稠度、防止血栓的形成。

日常防护高黏血症八原则

1. **按时吃早餐：** 不吃早餐会增加血黏度，这是许多饮食并不油腻的人得高黏血症的重要原因。

2. **选用能稀释血液的食物：** 具有抑制血小板聚集、防止血栓形成作用的食物有山楂、黑木耳、大蒜、洋葱、青葱、柿子椒、香菇、草莓、菠萝、柠檬等；具有类似阿司匹林作用的抗凝食物有西红柿、红葡萄、橘子、生姜；具有调节血脂作用的食物有螺旋藻、芹菜、胡萝卜、魔芋、紫菜、海带、马齿苋、核桃、玉米、芝麻、苹果、猕猴桃等。

3. **合理的饮食搭配：** 少食动物内脏及动物脂肪，少吃油炸食物，晚餐不宜多食荤腥厚味食物，少吃甜食。平时宜吃清淡的食物，以素食为主，粗细粮搭配。

4. **多食富含卵磷脂的食物：** 多食大豆及豆制品、禽蛋、鱼类，有利于改善血液黏稠度，使血栓不易形成。

5. **多食含维生素 C 和纤维素的水果和蔬菜：** 维生素 C 有调节血脂的作用；蔬菜中的纤维在肠道能阻止胆固醇的吸收，可降低血液黏稠度。

6. **多饮水：** 饮水要注意时机，如早晨起床前，每餐吃饭前(1 小时)和就寝前。每天最好不少于 2000 毫升。

7. **坚持锻炼身体：** 如散步、慢跑、打太极拳、打羽毛球、爬山、游泳等，可促进血液循环。

8. **定期体检：** 50 岁以上的人应该做血液流变学检查和血小板聚集试验。根据检查结果，采取有效的防护措施，减少栓塞性疾病的发生。同时，可动态观察血黏度指标，做到心中有数。

痛风

喝些蒲公英粥，
扫除痛风之隐患

痛风的患病率有随年龄逐渐增大而增长的趋势，尤其以中老年人为最高，发病的高峰年龄为 40 岁左右。临床上痛风以男性患者多见，女性大多在绝经后易发生此病。

中医理论认为，痛风病的病因应是内因和外因的共同作用。痛风患者的病变多是关节病变，症虽在体表，但是主要是由内而发，并非外邪导致的疾病。一般而言，痛风病和湿、热、痰、瘀、虚有关，又特别和饮食、疲劳、忧思的关系密切。虽然有些中老年患者在发病前有全身或局部着凉的病史，但再度着凉或局部受冷却没有引起发病或加重的情况。并且在开始发病即给予局部冷敷，亦未引起症状加重，反而对热敷感到不适。所以外邪充其量只能是一个诱因，而不是直接的病因。

痛风的中医病因病机，一般可以归纳为以下几个方面：

湿热所伤 一般多是由饮酒食肉过多导致，特别是肉类及动物内脏等；或过食燥热辛辣、冷食冷饮、寒滞的食品。这些食物长期食用会伤肝脾、耗肾液、损肺气，进而使脾受损不能正常行湿，肺受损而使气不能正常运行，肝受损而不能正常疏泄，肾受损而不能正常开合，久而久之就会导致湿热蕴结在体内。

痰瘀互结 由于长期的饮食不当、忧思过度，进而引起气郁血滞、湿聚成痰、痰瘀互结。一旦痰瘀停留在关节中，时间久了就会导致关节疼痛。痰瘀凝结在一起，慢慢就会演变为痛风石。

积损或禀赋不足 由于久病不愈，积劳成疾，生育过多，五脏、气血自然会日渐虚损，引起气机不畅而导致痛风。这类情况一般发生在 40 岁以后。

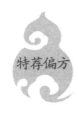

蒲公英粥

做法及用法 新鲜蒲公英 30 克，大米 50 克，冰糖适量。新鲜蒲公英连根洗净、切细，水煎，取浓汁 200 毫升；然后加入淘净的大米一同煮粥，并加入冰糖调味。温服，每日 2 次，3~5 天为 1 个疗程。

这道偏方尤其适合老年人及体弱者食用。胃寒者则不适宜食用，以免加重病情，损害身体健康。

这道偏方中的主材料是蒲公英，蒲公英是植物类良药，有"天然抗生素"的美称。中医认为，蒲公英性寒，味苦、甘，入肝、胃经，有清热解毒、消痈散结、利湿退黄、通淋止痛之功，为中医传统的清热解毒药物，尤其适用于湿热型痛风患者。如果担心煮蒲公英粥太麻烦，也可以直接用蒲公英泡茶饮服，去除湿热、祛风止痛的效果不相上下。

 其他对症小偏方

痛风的致病因素较多，分型也比较复杂，故在具体施治时应根据自身情况选择合适的小偏方。

芹菜苹果汁：鲜芹菜 250 克，苹果 150 克。将鲜芹菜洗净，然后放入沸水中焯透，取出切碎。苹果洗净，切块，与芹菜末一同放入榨汁机中绞汁。每次 1 杯，每日饮用 2 次。本方可缓解痛风症状，适用于过度劳累引起的痛风。

防风薏仁粥：防风 10 克，薏苡仁 30 克。将薏苡仁洗净后，加入防风和 500 毫升的清水，用小火煮至薏苡仁熟，滤渣取汁约 200 毫升即可。每日 1 剂，连服 1 周。本方对湿热痹阻型痛风有效。

桃仁粥：桃仁 15 克，大米 150 克。将桃仁捣烂如泥，加水研汁，去渣。与大米一同入锅内，加水煮至米烂粥成。每日 1 剂，分早、中、晚 3 次服用。本方适用于痰瘀互结的痛风患者。

鲜竹白茅茶：取鲜竹叶和白茅根各 15 克，洗净后放入保温杯中，用沸水冲泡，30 分钟后即可代茶饮用。本方有利于清热解毒，适用于痛风患者。

健脾利湿冬瓜汤：猪骨 250 克，陈皮 1 个，生姜 3 片，冬瓜 500 克，赤小豆、扁豆和薏苡仁各 30 克。材料清洗干净，冬瓜连皮带子切小块，猪骨斩断，与其他材料一起放入锅中，加适量水熬成汤即可。当成佐餐服用。本方可健脾利湿，缓解痛风。

 痛风患者不得不知的含嘌呤食物参考

嘌呤食物等级	主要食物
第一类： 含嘌呤高的食物 （每 100 克食物含嘌呤 100 ～ 1000 毫克）	肝、肾、胰、心、脑、肉馅、肉汁、肉汤、鲭鱼、凤尾鱼、沙丁鱼、鱼卵、小虾、淡菜、鹅、斑鸡、石鸡、酵母
第二类： 含嘌呤中等的食物（每 100 克食物含嘌呤 75 ～ 100 毫克）	**鱼类：**鲤鱼、鳕鱼、大比目鱼、鲈鱼、梭鱼、贝壳类、鳗鱼及鳝鱼 **肉食：**熏火腿、猪肉、牛肉、牛舌、小牛肉、兔肉、鹿肉、鸭肉、鸽子肉、鹌鹑肉、火鸡肉
第三类： 含嘌呤较少的食品（每 100 克食物含嘌呤 <75 毫克）	**鱼蟹类：**青鱼、鲱鱼、鲑鱼、鲥鱼、金枪鱼、白鱼、龙虾、蟹、牡蛎 **肉食：**火腿、羊肉、鸡肉 **麦麸：**麦片、粗粮 **蔬菜：**芦笋、四季豆、青豆、豌豆、菜豆、菠菜、木耳、蘑菇、干豆类、豆腐（忌食香椿）
第四类： 含嘌呤很少的食物	**粮食：**大米、小麦、小米、玉米面、富强粉、通心粉、面条、面包、馒头、苏打饼干 **蔬菜：**萝卜、白菜、西蓝花、菜花、甘蓝、胡萝卜、芹菜、黄瓜、茄子、莴笋、刀豆、南瓜、西葫芦、西红柿、山芋、土豆、山药、海带 **水果：**各种水果（少吃桃）

注：本表数值来源于《中国营养师培训教材》。

"五高"中老年人的日常养生要点

高血压、高血糖、高脂血症、高黏血症、痛风这"五高"病症特别容易纠缠上中老年人，还并不被人们所重视。日常生活中除了需要做定期检查，还得使用相对放心些的食疗小偏方来辅助治疗。当然，及时的预防和细心的护理也是必不可少的。以下这些内容就是"五高"中老年朋友应该牢记的日常养生法，中老年朋友们不妨一试。

戒烟、限酒

吸烟有百害而无一利，是诱发心脑血管疾病的重要原因之一。少量饮酒有活血的作用，多饮则伤肝，助湿热，易形成肝火夹湿痰，最终引发中风。因此日常生活中应注意自身的饮食，少喝酒，少抽烟，保持大便通畅。

饮食宜清淡

中医认为，大鱼大肉等肥甘厚味易生湿热伤阴，使人形成阴虚肝热脾湿之体而引发中风，所以平时应以清淡饮食为主。可多进食富含维生素 C 和维生素 E 的食物，如西红柿、苹果、葡萄、枣、草莓、甜菜、橘子、胡萝卜、葵花子、西瓜等，常吃海带、洋葱、苦瓜、醋蒜等，以便能够更好地降脂、降糖、降压等。

中药代茶饮

降脂、降压、通便的中药，平时可以用来代茶频饮。举个例子，决明子、山楂、葛根、菊花等各少许，用开水泡服，经常饮用有利于降脂、降压与降糖，并在一定程度上防治痛风等不适。

注意调节情绪

日常生活中，我们还应尽量避免过度紧张与过度兴奋，因为大喜大悲或多或少都会影响血压。中医认为"怒则气上"，血与气并走于上，易导致脑血管痉挛或者脑充血，进而引发中风。所以少发怒、善于排解不良情绪才是最重要的。

适当运动，适度娱乐

生命在于运动，运动则气血周流，不易停滞，不易形成瘀血。但运动不宜太剧烈，尤其是不常运动之人，应该循序渐进，贵在坚持。适当进行娱乐活动，比如参加棋牌比赛等，以平常心看待娱乐活动中的胜负与输赢，保持稳定情绪。

作息规律，避免过劳

长时间、高强度的繁忙劳累可能诱发中风。人体气血的运行如昼夜交替一样，是周期性的循环运行，入睡则阳气入五脏以养阴，清醒则阳气出五脏升入脑而有意识。尤其是子时（晚上 11：00 至凌晨 1：00）阳气最弱，阴气最盛，是人体最需要用睡眠来养阴的时候。如果此时大脑还处于兴奋状态，最易伤阴，阴伤则虚火容易引起炎症，所以子时之前最好进入深睡眠状态。

冬季晨练不宜过早

冬季是脑血管病的高发季节，户外活动（特别是老年人）应注意保暖，晨练不宜过早。避免从较高温度的环境突然转移到较低温度的室外，应先在室内逐步适应环境温度，调节室内空调温度，不宜过高。

枕头不要太高，睡前勿服药

高脂血症患者的枕头不要太高，因为高脂血症患者血流较正常人慢，枕头太高会使血液流向头部减慢和减少，容易形成缺血性脑卒中。睡觉之前不要服用大量催眠药或强降压的药物，因为这些药物均在不同程度上减慢了睡眠时的血流，使血液黏稠度相对增加，导致中风发生。

热水泡脚

每日睡前用热水泡脚，搓脚心，可以补肾、养阴，交通心肾，安眠，引上亢之虚阳下潜。

第二章

心脑血管病小偏方，
家庭必备少不了

心脑血管病作为中老年的常见病，具有高患病率、高致残率、高死亡率的特点。若不采取积极的防范治疗措施，患者寿命将比平均寿命减少20～30年。要避免高胆固醇、高血黏度、高甘油三酯，预防心脑血管疾病，关键在于早预防、早发现，改变不良的生活方式、不合理的饮食结构并采取科学安全的防治措施。中老年人若是能选择实用的食疗小偏方来辅助，可在饮食调养方面为预防和改善疾患发挥一定的作用。

冠心病

丹参饮，补充你的肾气

　　冠心病是因冠状动脉粥样硬化，使血管狭窄或堵塞，造成供血不足，导致心肌缺氧而引起的心脏病。冠心病患者多数为 50 岁以上的中老年人，而且临床表现往往多种多样，比如胸闷、心慌、咽喉疼痛、手臂疼痛、胸部疼痛等。

　　中医称冠心病为"胸痹"，就是胸阳痹阻的意思，认为其与心脾有关。心主血脉，心病不能推动血脉，会瘀滞不通；脾是后天之本、气血生化之源，一旦运化失常，痰浊内生，也会瘀滞血管。具体来说，中老年人患有冠心病，主要可从以下角度考虑：

　　寒凝心胸型　每当受寒或天气骤冷则心胸剧痛，胸闷如压重物，甚则痛引肩背，舌苔白腻，脉弦等。治以温阳散寒、宣痹开结。

　　痰湿中阻型　主要表现为心胸闷痛，脘腹胀满，四肢困重，口淡乏味，舌苔白厚腻，脉弦滑，治以祛痰化湿，行气健脾。

　　心脉瘀滞型　主要表现为心胸疼痛，痛如锥刺，固定不移，伴心烦气短，胸胁胀闷，舌质紫黯或有瘀斑，脉弦涩。

　　肾阳虚衰型　主要变现为心前区痛，心慌心悸，精神疲乏，畏寒肢冷，腰膝酸软，小便清长，脉沉迟无力，舌质淡苔白。治以温阳补肾。

　　气阴两虚型　主要表现为心胸疼痛，时发时止，心慌气短，自汗乏力，五心烦热，多梦易惊，舌红苔薄少津，脉沉弦细或结代。治以益气养阴。

　　阳气欲脱型　主要变现为面色灰白，心痛气短，躁动不安，四肢冰凉，大汗不止。治以益气固脱。

　　总的来说，冠心病的发病与心、肝、脾有关。其病机主要是年老肾气亏损、饮食不当、外邪侵袭或情志内伤等因素，导致气血不畅、阴阳失调，最终阻滞心脉，引发胸痹，也就是所谓的冠心病。

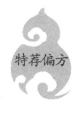

丹参饮

做法及用法 丹参30克，檀香6克，白糖15克。将丹参、檀香洗净入锅，加水适量，大火烧沸，小火煮45分钟，滤汁去渣即成。每日服1剂，分3次服用。

丹参饮首载于《时方歌括》中。具有活血祛瘀，行气止痛之功效，主治血瘀气滞证。是治疗气滞血瘀心胃疼痛的基础方。该方剂对心脏确有一定的扩张冠状动脉、增加冠脉血流、抗凝、促进纤溶、抗血栓形成及抗动脉硬化作用，因此，对冠心病应有一定治疗作用。而冠心病患者的饮食治疗原则就是扶正祛邪，标本兼治，涤痰逐瘀，活血通络，补益气血。

丹参具有活血作用，适合冠心病患者食用。

其他对症小偏方

黑木耳散： 黑木耳100克。将黑木耳焙干为末，用白开水分次送服，常服有效。可软化血管，预防冠心病。

核桃仁膏： 桃仁、核桃仁各1000克，红糖适量。桃仁去皮尖。将桃仁、核桃仁捣烂和匀，加红糖搅成膏即可。用沸水冲服，每次服10克，每日服2次。活血祛瘀，补肾纳气。

菊花山楂饮： 取菊花以及生山楂各15克，一同放入杯中用沸水进行浸泡，泡好之后就可以饮用。每日1剂，每天饮用2次。

按摩、敷贴有疗效

按摩灵墟、屋翳、天池、心俞等穴位。均取左侧，采用掌摩法、复合震颤法，每分钟约200圈，心前区的灵墟、屋翳、天池3穴共按摩12分钟，背部的心俞穴按摩4分钟。在按摩过程中，心前区会先发热，并扩散至四肢和腰背部。如按摩结束仍没有热感，可适当延长5~10分钟。每日1~2次，20日为1个疗程。

麝香追风膏外贴心前区穴位及内关穴。

医生叮咛

日常生活小护理

1. 控制饮食摄入的总热量，将体重控制在理想范围内，防止肥胖。

2. 多食新鲜的蔬菜、水果，特别是苹果。苹果富含维生素C、果糖和镁等元素，有助于胆固醇的代谢，使血液中的胆固醇含量下降。

3. 少食多餐，饮食清淡，控制盐的摄入量。

4. 注意蛋白质的摄入量，动物性蛋白和植物性蛋白的比例为1:1，适量食用瘦肉、鱼类、植物油、鸡蛋等，可以随意进食豆类制品和谷物。

5. 少食或忌食动物脂肪、内脏、烟、酒、浓茶及辛辣调味品。

6. 临睡前准备好开水。睡前半小时喝1杯温开水，降低血黏度；深夜醒来时喝1杯温开水，补充水分；清晨起床后喝1杯温开水，改善脏器循环与供血。

低血压

**黄芪阿胶糯米粥，
补足你的精气神**

　　多数中老年人认为人老了易患高血压，实际上低血压在中老年人中同样多见，而且对他们的身心健康危害极大。相关资料表明：部分中老年人患低血压更容易发生缺血性中风。国外的研究显示在中老年人中，低血压人群和正常人群相比死亡率增高。可见，低血压是不容忽视的。

　　中医认为，低血压主要是心脾阳虚，阳气不足，血行乏力引起的。因此，主要治疗方法是温补通阳，辅之以补脾健运。中老年人低血压常分为原发性、继发性和体位性低血压。引起中老年人低血压的原因很多，最常见的是病后身体虚弱、心脏疾病、慢性肺部疾病、长期卧床引起营养不良以及平素体质瘦弱、家族遗传等。

　　中医辨证分型，一般包括以下几点。

　　中气下陷 主要表现为头晕目眩，遇动遇劳则甚，甚则仆倒，神疲气短，食少便溏，舌淡，苔薄白，脉细弱。宜补脾益气升提。

　　气阴两虚 头晕目眩，遇动遇劳则甚，甚则仆倒，精神萎靡，口干咽燥，面色萎黄，心悸失眠，纳差，舌红少苔，脉细弱。宜补气养血，滋阴润燥。

　　肾阴不足 头晕目眩，腰膝酸软，神疲乏力，心悸健忘，五心烦热，眠差盗汗，舌红苔少，脉细弦。宜益肾补阴。

　　心肾阳虚 眩晕，心悸或心胸憋闷，自汗，神倦嗜卧，腰背酸痛，形寒肢冷，面色苍白，便溏，或有阳痿遗精，舌淡或淡胖有齿痕，苔白，脉细弱或沉迟。宜温补心肾。

　　湿困中焦 头目不清，胸闷纳呆，食欲不振，口干口黏，大便不畅或伴有恶臭，舌淡红，苔厚腻或黄，脉濡缓。宜温化水湿，和胃畅中。

正常情况下，大多数无症状性低血压，可以通过饮食疗法和体育锻炼得以调养。若血压长期低于正常值，并伴有倦怠、头晕、心悸、心前区重压感等症状，则需要配合药物治疗。

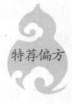

黄芪阿胶糯米粥

特荐偏方

做法及用法 黄芪 30 克，阿胶 30 克，紫糯米 100 克，红糖 20 克。先将黄芪加水煎煮 30 ~ 40 分钟，取汁。糯米淘洗干净，锅中加黄芪汁和适量水 800 毫升，煮沸后，将糯米倒入，再煮几滚后，改小火煮粥，直至米烂，再将阿胶和红糖倒入粥中，继续煮至溶化，拌匀即可。

黄芪具有补气升阳、固表止汗等功效，是一味常用的补气中药。中医讲：气能生血。就是说服用补气药可以增强脾胃功能，促进血液的生成。

阿胶为马科动物驴的皮，经煎煮、浓缩制成的固体胶，是传统的滋补上品、补血圣药。阿胶性平、味甘，入肺、肝、肾经，具有补血止血、滋阴润燥等功效，药食两用，长期服用可补血养血、美白养颜、抗衰老、抗疲劳、提高免疫力，适用人群广泛。中老年人服用阿胶可促进血液循环，改善微循环，抗心律不齐等，并可使过高血压或过低血压恢复到正常状态。

糯米，看似普通但其营养价值高，且为温补强壮食品，具有补中益气、健脾养胃、止虚汗之功效，对脾胃虚寒、食欲不佳、腹胀腹泻有一定缓解作用。此外，糯米有收涩作用，对尿频、盗汗等也有较好的食疗作用。

三者搭配可起到气血双补的作用，长期坚持服用的话，可有效改善气血两虚引起的低血压。

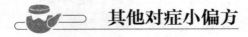

其他对症小偏方

莲子炖猪肚：莲子 50 粒，猪肚 1 个。莲子去心，猪肚洗净，将莲子装入猪肚，缝合后置锅中，加水清炖，熟后放冷。食时切成肚丝，同莲子放入盘中，加芝麻油、盐、蒜、姜丝、味精等调料即可。此药膳的功效是滋阴补肾、健脾和胃，适用于血压偏低、头晕目眩、病后体虚等症。

升压操

准备姿势：患者仰卧，双臂自然伸直放于身体两侧，双腿自然伸直并拢，全身放松。

1. 头向右转，右手掌放在左下颌角下方颈部，缓缓向下按摩到左侧锁骨上方；头向左转，左手掌放在右下颌角下方颈部，方法同上，左右各做 2～3 次。

2. 先用两手掌从前额中间向两鬓角按摩 30 秒钟，再用双手中指分别在左右鬓角按摩 6～8 次。

3. 恢复准备姿势，做 3～4 次深呼吸，休息 30 秒钟。

4. 双手除拇指外的四指用力按颧骨上方、太阳穴，按揉力度逐渐减轻，持续 6 秒钟后停顿 10 秒钟。反复做 3～4 次。

5. 轻闭双眼，用手指从鼻梁根部经过上眼睑按摩到眼角外。反复做 4～5 次。

6. 双臂从身体两侧向头上方举起，两手相握，再慢慢伸直手指，随后吸气，同时双臂从两侧放下，回到原位。

7. 吸气，同时两手掌用力按压胸廓下部（两胁），缓缓从半闭的嘴中呼气。反复做 4～5 次。

8. 吸气完毕，在缓缓呼气的同时用力轮流屈曲两大腿膝关节，使膝部靠近胸部。反复做 4～5 次。

9. 呼气时上举一条腿，吸气时放下；再呼气时上举另一条腿，吸气时放下。反复做 4～5 次。

10. 呼气时端坐起，立即向右转身 1 次，躺下，恢复准备姿势；第 2 次呼气时再端坐起，立即向左转身 1 次，躺下，恢复准备姿势。反复做 4 次。

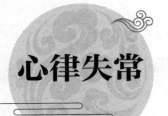

心律失常

莲子龙眼粥，
养心护心有高招

正常的心跳起源于心脏中一个叫窦房结的地方，结内有许多能向心肌发送冲动的起搏细胞。发送冲动频率每分钟 60 ～ 100 次，就是正常心率的次数。当心脏跳动的频率和节律发生紊乱时，出现心跳快慢不齐或过快、过慢的心率，统称为心律失常。依据脉搏的频率和节律，大体分为快速型、缓慢型、快慢不定型等。心律失常是最常见和多发的心血管疾病之一，其发生率随年龄的增加而增加，特别是老年人更容易出现心律失常，发生心律失常后，会出现胸闷、乏力，甚至晕厥等症状。

中医认为，心律失常多是由于机体阴阳失调，气血失和，进而导致心神失养，出现心中悸动不安等问题。临床上以虚证多见，或因虚致实，或虚实夹杂。老年人心律失常乃年老体弱，加之长期患心血管疾病，日久心肾阳虚，心阳不振，心血失养所致，以阳虚证为主。心律失常成因不同，因此表现也各有所异，主要有以下表现形式：

气阴两虚型 一般表现为心悸怔忡，胸闷气短，乏力身倦，虚烦不寐，眩晕，多汗口干。舌红或淡红，或舌上少津等。

心脾两虚型 一般表现为心悸气短，失眠健忘，头晕目眩，纳呆腹胀，身倦乏力，或便溏，面色萎黄，舌淡苔薄等。

痰浊闭结型 一般表现为心悸气短，胸闷憋气明显，阴雨天或进食油腻食物后加重。可伴头晕、痰多、食少恶心、腹胀、乏力，舌质淡，舌苔白且厚腻。

心肾阳虚型 一般表现为心悸气短，动则加重，伴有失眠多梦，形寒肢冷，腰膝酸冷，肢面浮肿，气促难以平卧，面色苍白等。

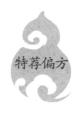

莲子龙眼粥

特荐偏方

做法及用法 莲子、龙眼肉各 15 克，大枣 15 枚，糯米 50 克，白糖少许。将莲子去皮去心，大枣清洗干净后去核。糯米淘洗干净放入锅中，然后加入莲子、龙眼肉、大枣和适量清水，熬煮至烂熟即可。佐餐食，每日 2 次。

中医认为莲子性平，味甘、涩，入心、肺、肾经。李时珍在《本草纲目》中写道："莲之味甘，气温而性涩，清芳之气，得稼穑之味，乃脾之果也。"正因如此，莲子具有补脾、益肺、养心、益肾和固肠等作用，适用于心悸、失眠、体虚等症。龙眼味甘，性温，入心、脾经，具有补益心脾、养血宁神的功效。而红枣被称为"百果之王"，味甘，性温，入脾、胃经，具有补中益气、养血安神等作用。食疗药膳中经常加入红枣作为补养身体、滋润气血的食物。以上三者搭配在一起，补血、养心、补气的效果更佳。对于由于气虚、心血不足、心脾两虚的中老年人不妨尝试这款食疗小偏方，以改善心律失常的情况。

其他对症小偏方

莲子粳米粥：莲子 30 克，粳米 50 克。先煮莲子如泥，再加粳米煮成粥，空腹食用，每日早晚各服 1 次。补血养心、益气安神，适用于心气不足型心律失常。

酸枣仁茶：酸枣仁 15 克。酸枣仁洗净，放入茶杯中，用开水冲泡。代茶饮，每日 1 次，1 周为 1 个疗程，可连服数个疗程。用于心血不足型心律失常。

龙眼肉西洋参粥：龙眼肉 30 克，西洋参 10 克，大米 60 克，白糖少许。将大米淘洗干净，备用。龙眼肉、西洋参与大米一同放入锅内，煮成粥后加白糖调味。佐餐食，适用于无器质性病变的心动过速。

酸枣仁粥：酸枣仁 15 克，粳米 100 克。酸枣仁炒黄研成细末。

将粳米煮粥，临熟下酸枣仁末，空腹食用。每日 1 ~ 2 次，1 周为 1 个疗程，可连服数个疗程。养心安神，滋阴敛汗。适用于阴虚火旺型心律失常，

 ## 其他缓解心律失常的方法

肌肉放松：情绪紧张时，可以坐在椅子上，让头和背部保持直立，将身体每一部分的肌肉从颈部、背部、双臂、双腿和双脚依次放松，一般可取得较好效果。

冰袋冷敷法：将冰水袋（也可用 5℃左右的冰水浸湿的毛巾代替）敷于整个面部，10 ~ 15 秒即可。若无效，3 ~ 5 分钟后可再敷。

医生叮咛

心律失常患者饮食上要留心

1. 限制热量供给。一般每日每千克体重应摄入 25 ~ 35 卡热量，身体肥胖者可按下限供给。

2. 限制蛋白质供给。一般按每日每千克体重 1 ~ 1.5 克供给蛋白质，出现心衰及血压高时，蛋白质应控制在每日每千克体重 1 克以内。

3. 限制高脂肪、高胆固醇食物，如动物内脏、动物油、肌肉、蛋黄、螃蟹、鱼籽等。

4. 应供给富含 B 族维生素、维生素 C 及钙、磷的食物，以维持心肌的营养和脂类代谢。应多食用新鲜蔬菜及水果，以供给维生素及矿物质，同时还可防止大便干燥。

5. 禁用刺激心脏及血管的物质，如烟酒、浓茶、咖啡及辛辣调味品。慎食胀气的食物，如生萝卜、生黄瓜、圆白菜、韭菜、洋葱等，以免胃肠胀气而影响心脏活动。

6. 限制盐及水的摄入。尤其对有水肿的患者，更应严格控制。

慢性心力衰竭

心衰气短
常喝黄芪粳米粥

老年人心力衰竭是原有心脏病发展到一定严重程度，心脏虽有足量的前负荷，但所排除的血量仍不能维持人体需要的一种临床综合征。随着我国人口老龄化进程的加快，心力衰竭的患病率正逐渐升高。

中医中的心力衰竭主要属于"惊悸怔忡""胸痹""喘咳""水肿""虚劳"等范畴。心衰的病因为久患心病，心脏日衰，或他脏久病，累及于心，致脏腑气血阴阳亏损及功能失调，如复感外邪，或劳倦过度，或病后失调，或忧思内伤等都会耗竭心力，导致心力衰竭的情况发生。

心力衰竭一般分为以下几个证型：

心肺气虚，血瘀痰阻型 主要表现为心悸，胸闷气短，动则加剧，咳嗽，咳吐白痰，或咯血痰，神疲乏力。

气阴两虚，心血内瘀型 主要表现为心悸怔忡，稍活动即加剧，神疲乏力，头晕，盗汗，颧红，心烦失眠。

心肾阳虚，血瘀饮停型 主要表现为心悸、胸闷、喘急，咳嗽、咳白泡沫痰，畏寒肢冷，腰酸尿少，面色苍白或青紫，全身水肿。

阴阳俱虚，心阳欲脱型 主要表现为心悸，憋喘，面色青灰，尿少肢肿，烦躁不安，张口抬肩，大汗淋漓，四肢厥冷。

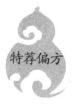

特荐偏方

黄芪粳米粥

做法及用法 黄芪60克，粳米100克，陈皮末1克，红糖适量。将粳米洗净，备用；将黄芪浓煎取汁，将洗好的粳米加入，并加入红糖同煮，煮成粥状时加入陈皮末，大火煮沸即可。每日早晚2次，温热分服。

本方可补脾益气。适用于脾气虚弱、食欲不振、少气懒言、自汗、心衰气短、下肢轻度水肿以及心肺气虚型心力衰竭。首先，黄芪味甘性温，入脾经，为补益脾气之要药，多用于治疗脾气虚弱、体倦乏力等症。其次，黄芪入肺经，有补益肺气之功，可用于治疗肺气虚弱所导致的咳嗽无力、气短喘促、咳痰清晰、声音低懒等症。另外，黄芪对中毒或疲劳以及心脏功能的改善作用较为明显。总之，用黄芪煮粥食用，对心肺气虚型心力衰竭有较好的调养作用。

其他对症小偏方

莱菔子粥： 莱菔子 15 克，粳米 100 克。莱菔子洗净，除去杂质，装入纱布袋内，扎紧袋口。纱布袋放入锅内，加清水适量，用中火熬成汁，取出纱布袋不用。汤汁放入锅内，加粳米用武火烧沸后，转用文火煮至米烂成粥。每日 2 次，早、晚食用，对治疗心衰很有疗效。

白茯苓粥： 白茯苓粉 15 克，大米适量。将白茯苓粉与大米一同煮成粥。早晨与下午温热时服用。可常食。适用于心衰水肿。

养心大穴

1. **内关穴：** 端坐位，将右手按于左手臂内关穴（前臂内侧，腕横纹上 2 寸，两筋间），用力按揉 30 次，然后用左手按揉右内关穴 30 次。

2. **郄门穴：** 将右手按于左手臂郄门穴（前臂内侧，腕横纹上 5 寸，两筋间），用力按揉 30 次，然后用左手按揉右郄门穴 30 次。

3. **心前区：** 将左手放于左胸心前区，右手压于左手之上，顺时针方向旋转按摩 30 次，再逆时针方向旋转按摩 30 次。

动脉粥样硬化

葛根炖母鸡，血管不硬化

动脉粥样硬化是一种生活方式病，疾病多起于青少年时期，但发病却集中于中老年时期。据统计，在中老年人群中，动脉粥样硬化的发病率几乎占首位，危害甚大，因此必须引起高度重视。中医学认为，动脉粥样硬化的发生主要是基于脏腑功能失调。脏腑功能一旦失调，气血津液运行就会出现障碍。论其病理机制，其中痰、瘀、毒属于实体要素，痰瘀互结，极易引发动脉粥样硬化。我们都知道，人体血液流行于血脉之中，脏腑功能稍有不正常，血液运行就会出现问题，容易引发瘀滞，进而诱发动脉粥样硬化。

传统中医根据辨证经验得出结论：动脉粥样硬化的产生与脾、肾、肝三脏的关系最为密切，主要表现为以下几个证型：

肝肾亏虚型 主要症状表现为体倦乏力、腰酸腿软、耳鸣眼花。

脾虚痰湿内阻型 表现为四肢倦怠、腹胀纳呆、大便溏泄、形体肥胖、口中常有黏腻感。

肝阴虚亏型 主要表现为面红目赤、心烦易怒、口干、大便干结，常合并高血压。

瘀血阻络型 表现为胸闷、胸痛偶有发生，舌质紫黯。

葛根炖母鸡

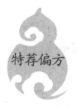

特荐偏方

做法及用法 葛根50克，老母鸡1只，姜、盐、料酒各适量。将葛根研碎，用纱布包好，放到去掉内脏的母鸡肚里。用砂锅和小火炖，加入姜、盐、料酒，炖熟即可。佐餐食，每日分3次食用。

葛根，味甘、辛，性平，归脾、胃、肺、膀胱经。葛根中富含的总黄酮和葛根素能改善心肌的氧代谢，对心肌代谢可产生有益作用，同时能扩张血管，改善微循环，降低血管阻力，使血流量增加，对帮助改善动脉粥样硬化有好处。

老母鸡汤之所以受到众人的推崇，从中医角度看，主要是因为母鸡肉属阴，适合年老体弱及久病体虚者食用。为了增强血液循环，促进改善动脉粥样硬化的功用，母鸡最好选老一些的，然后尽量选用砂锅用小火慢炖。

其他对症小偏方

海参冰糖羹：取海参 20 ～ 30 克，将海参用清水泡发，洗净后入锅，加适量的水，用大火煮沸后再用小火炖烂，加入适量的冰糖后稍煮片刻。每日 1 次。适用于肝肾亏虚型动脉粥样硬化。

按摩穴位改善动脉粥样硬化

足三里：为足阳明经穴，具有调整脾胃、祛湿、化痰涤浊的功能。

丰隆：属足阳明胃经之络穴，具有降痰浊、行气血、化瘀滞、泄热通腑的作用，与足三里配伍具有健脾祛湿、化痰之效。

内关：为手厥阴心包经穴，又是络穴及八脉交会穴，能联络表里经，通阴维脉，有维系联络全身阴经的作用；又通于三焦经，有疏肝理气、行气活血、平肝潜阳的作用。

人迎：属于足阳明胃经，有通经调气的作用。

风池：为手足少阳、阳维之会，通于督脉。可调整头部的阴阳气血，疏通经络，补益脑髓。

日常生活中患者进行以上几个穴位的按摩，坚持下去，对改善动脉粥样硬化有好处。

风湿性心脏病

龙眼茶改善心血瘀阻

老年人风湿性心脏病多由青年时期患病延续而来，极少数为晚年发病的。本病的表现不太典型，加上老年人常有多种病变并存，心脏病的症状和体征易被掩盖。许多老年人风湿性心脏病发展缓慢、病情程度相对较轻，没有急性风湿热病史或风湿活动，因此往往容易被遗漏掉，尽管目前检查手段日益进步，但误诊和漏诊仍不少见。

中医认为本病的发生主要是由于风寒湿邪侵入人体，合而为痹，病程日久，或反复感受外邪，最终由关节肌肉侵犯到血脉之中，又由血脉波及到心脏。当血脉受到病邪的侵袭，必然影响到血液的正常运行；心脏发生病变后，因心主血脉，也会影响到血液周流不息的功能。

从中医角度看，风湿性心脏病主要可以分为以下几个证型：

心血瘀阻型 主要表现为心悸不安，胸闷不舒，心痛时作，咳嗽严重时会咯血，两颧紫红，唇甲青紫，舌质紫黯或有瘀斑。

气血两虚型 主要表现为心悸气短，头晕乏力，面色无华，睡眠欠佳，舌质淡红。

心肾阳虚型 主要表现为心悸眩晕，胸脘痞满，咳嗽喘急，甚则不得卧，浮肿尿少，手足不温，舌质淡紫。

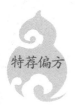

特荐偏方

龙眼茶

做法及用法 取龙眼肉 30 克，远志、丹参各 15 克。将 3 种药材研为粗末，放入保温杯中，倒入沸水冲泡，加盖闷半小时。代茶饮，每日 1 剂。

中医认为心主血脉，与神志、精神、意识思维活动等息息相关。脾则是后天气血生化之源，能提供全身的营养。如果人们思虑过度，劳伤心脾，可导致心悸怔忡、失眠健忘、神疲乏力等症状。龙眼肉味甘，性温，归心、脾经，具有补益心脾的功效，适用于心脾两虚以及气血两虚。另外，龙眼肉甜美可口，不滋腻，不壅气，更适合老年体衰者食用。配以远志和丹参这两味中药，补心、健脾、活血的功效明显，更加适合心血瘀阻型的风湿性心脏病患者。

其他对症小偏方

老茶树根酒：老茶树根（愈老愈佳）60 克，糯米酒 25 克。将老茶树根洗净切片，加水及糯米酒，共置砂锅内煎服 40 分钟，取汁即成。每日 1 剂，睡前顿服。

向日葵茶：取 1/4 个向日葵花盘，洗净后切碎，水煎，去渣取汁，代茶饮，每日 2 剂。祛风除湿，适用于慢性风湿性心脏病。

梅花粥：取梅花 10 克，洗净备用。将粳米 100 克洗净，加水煮粥，待半熟时，加入梅花、少许砂糖同煮。每日 1 次，早餐服用，连服 7 日。适用于风湿性心脏病心血瘀阻型。

树根糯米酒：取老树根 30~60 克，将其洗净切片，放入砂锅中，加 1 小杯糯米酒，加水煎汤，去渣取汁，睡前 1 次服下，每晚 1 剂。适用于风湿性心脏病。

黑豆红花：煎红花 6 克，黑豆、红糖各 30 克。先将黑豆、红花加水煎煮，至豆熟后去渣取汁，冲入红糖。每日 1 次，连服 5 ~ 7 天。活血通经，利水消肿。适用于风湿性心脏病属心血瘀阻者。

心绞痛

银杏叶茶
缓解你的疼痛

老年群体的体质往往较差，时常会患一些疾病，所以提醒老年朋友们一定要注意自己身体发出的一些警示信号，尤其是心绞痛的症状。心绞痛是心血管疾病中比较常见的一种，诱发因素有很多，但最基本的原因不外乎以下几种：年龄过大，不良的饮食习惯，不良情绪的刺激，过度劳累以血液供应不足等。

中医认为，中老年人的脏腑功能正在逐渐衰退，脾胃容易受到损伤，七情内伤之后，尤其容易引发气滞、血瘀、痰浊，一旦脉络不通则会诱发心绞痛。该病的主要症状表现为胸中气塞、心痛、气短。

根据心绞痛的临床表现，一般辨证分型为如下几类：

痰浊痹阻型 表现为胸闷如窒而痛或痛引肩背，肢体沉重，形体肥胖，舌苔厚腻等。

气滞血瘀型 表现为胸痛如刺或呈绞痛，胸闷气短，心慌，口唇、舌质瘀斑发黯等。

气阴两虚型 表现为胸闷隐痛，时作时止，心悸气短，面色少华，倦怠懒言，头晕目眩，舌质偏红或有齿印等。

心肾阴虚型 表现为胸闷且痛，心悸盗汗，心烦不寐，头晕耳鸣，腰膝酸软，舌红苔少等。

银杏叶茶

特荐偏方

做法及用法 银杏叶5克。将银杏叶洗净、切碎，再放入茶杯中，倒入沸水，闷泡半小时左右。每日1剂，代茶频饮。

本方有利于活血化瘀、通脉疏络，是预防与改善心绞痛的偏方之一。

中医认为，银杏叶味甘、苦而涩，性寒，具有敛肺平喘、活血化瘀、止痛等功效，善于治疗肺虚引起的咳喘和心绞痛等不适。现代医学研究发现，银杏叶对于预防与治疗冠心病、心绞痛、高脂血症具有一定的用处。但是，银杏叶有小毒，必须经过加工，除去毒性之后再入药使用。所以，若是想要直接拿银杏叶泡茶饮用，最好还是通过正确、有效、安全的方式来获得它。

其他对症小偏方

栀子桃仁蜜：栀子、桃仁各 12 克，蜜 30 克。将栀子、桃仁研末，加蜜调成糊状。把糊状药摊敷在心前区，纱布敷盖，第 1 周每 3 日换药 1 次，以后每周换药 1 次，6 次为 1 疗程。可以改善心绞痛。

薤白粳米粥：粳米 100 克煮粥，半熟时加入薤白 20 克，同煮熟食用。有宽胸行气止痛作用，适用于心绞痛。

红参麦冬饮：红参、麦冬、黄芪各 6 克，陈皮 5 克。将上 3 药放入砂锅中，加 3 碗水。大火烧开后转小火煎成 1 碗即可。每日 1 剂，秋末服用，直到第二年春天为止。适用于气阴两虚型心绞痛。

简单按摩助心绞痛一臂之力

耳穴按压法：耳中穴位于耳廓的耳轮脚正中处，是用火柴或牙签末端触碰时，最为敏感的痛点。轻微用力按压此穴，2 ~ 3 分钟可以缓解心绞痛。在按压的过程中，会伴有局部刺痛、酸痛感。先按压左耳侧耳中穴，若效果不明显，再按压右侧的耳中穴。一次见效后，每日需按压6 ~ 8 次，巩固疗效。

脑血栓

常吃天麻及钩藤 有助消血栓

　　人过中年，身体的大部分器官都开始走"下坡路"，其中，脑血栓更是常见的中老年"杀手"，有着吓人的"四高特点"：高发病率、高死亡率、高复发率、高致残率。患者轻则偏瘫，重则失去生命。

　　脑血栓属于中医的"中风"范畴。中风乃中医四大难证之首，四季皆可发病，且多留后遗症。

　　按照中医理论，脑血栓的辨证分型应该包括以下几种：

　　肝阳上亢型　半身不遂，舌强语謇，口舌歪斜；眩晕头痛，面红目赤，心烦易怒，口苦咽干，便秘尿黄，舌红或绛，苔黄或燥。另外，既往多有高血压病史。

　　痰瘀阻络型　半身不遂，口舌歪斜，舌强言謇，肢体麻木或手足拘急，头晕目眩，多见形体肥胖，咳嗽痰多，舌质黯红，苔白腻或黄腻等。

　　气虚血瘀型　半身不遂，肢体软弱，偏身麻木，舌歪语謇，手足肿胀，面色淡白，气短乏力，心悸自汗，舌质黯淡，苔薄白或白腻等。

　　阴虚血瘀型　半身不遂，肢体麻木，舌强语謇，心烦失眠，眩晕耳鸣，手足拘挛或蠕动，舌红或黯淡，苔少或光剥等。

自制天麻钩藤饮

特荐偏方

　　做法及用法　天麻、钩藤各15克，白菊花10克。加适量水煎煮20～30分钟，取汁。再加水煎煮，取汁，两次药汁混合，每日代茶频饮。

　　天麻味甘、性平，入肝经，平肝息风止痉。多用于头痛眩晕，肢体麻木，癫痫抽搐，破伤风。现代研究发现，天麻能增加脑血流量，降低脑血管阻力，轻度收缩脑血管，增加冠状血管流量。但是天麻不宜久煎。天麻的主要成分为天麻苷，遇热极易挥发。所以，天麻最好先用少量清水润透，待软化后切成薄片，晾干或晒干研末，用煎好的汤药冲服，或研末入丸、散服用。钩藤性凉，味甘，归肝、心包经。具有息风定惊，清热平肝之功。用于肝风内动，惊痫抽搐，高热惊厥，感冒夹惊，头痛眩晕等情况。白菊花，辛、甘、苦，性微寒，归肺、肝经。具有疏散风热、平肝明目、清热解毒的功效。本方集合了天麻、钩藤、白菊花的功效，具有平肝熄风、清热活血、补益肝肾的功效。

其他对症小偏方

水煎桑叶：取桑叶 3 ~ 6 克，洗净后用水煎服，每日 2 次。适用于摇头不止、言语不清、口流涎水的脑血栓患者。

白酒泡大蒜：取 1000 克大蒜，去皮后将大蒜瓣放入 2000 克优质粮食白酒中，浸泡 2 周后即可服用。每日 2 次，每次 50 克左右，喝酒食蒜。

脑血栓语言障碍需训练

1. 多和患者讲话，给予适当的语言刺激。

2. 要视觉、听觉综合刺激，可以给患者准备一些合适的图片、音频、视频。

3. 加强反馈机制。通过看、听等方式反复刺激患者的某些反应，形成反馈回路，并坚持练习。

4. 反复强化，增加训练时间，每天 4 ~ 5 小时。

语言障碍的恢复是一个循序渐进的过程，不能急于求成，可以先练字的发音，按照"字－词－单句－生活用语"的过程，逐渐增加难度。

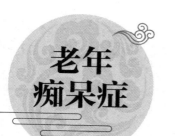

老年痴呆症

核桃粥健脑益智

老年痴呆症是一种常见的老年心身疾病，目前中国老年痴呆症的患病率已随着年龄的升高呈显著增长趋势，而且患有老年痴呆的女性多于男性。老年痴呆症的最初征兆从失忆开始，尤其是近事记忆差，且有些事刻意去记还会忘，事后还想不起来，严重影响了工作和生活。尤其是大脑缺血、缺氧和长期睡眠不足的人，更容易出现老年痴呆症。

中医认为，老年痴呆症属于"呆病""善忘""癫症""痴呆"等范畴。该病的发病原因主要在于年高体虚，七情内伤，心肝脾肾功能失调，气血不足，肾精衰枯，痰浊内生，气滞血瘀，其病理机制是脏腑阴阳失调。

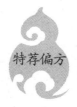

核桃粥

特荐偏方

做法及用法 核桃肉10~15个捣碎，糙米60克，同煮成粥，早、晚服食。

《本草纲目》记载过，食用核桃可强筋壮骨，滋润皮肤，鬓发乌黑，还有"养血、补髓"的作用。现代医学研究也发现，核桃含有多种氨基酸，是组成人体蛋白质的重要原料，更是大脑细胞的良好构筑材料，能够有效促进大脑功能、增强记忆力。老年人体内蛋白质含量不足，组织器官在退化，脑细胞也在不断减少，以至于加速了衰老、缩短了寿命。而核桃能补充人体所需要的蛋白质，并促进脑细胞的生长，增强大脑功能，在一定程度上有比较明显的延缓衰老的功效。上述偏方若是能长期食用，可有效预防与改善老年痴呆症。

中老年心脑血管疾病以预防为主，吃对食物很重要

心脑血管疾病是中老年人的高发病，尤其是 60 岁以上的老年人。心脑血管疾病具有"四高一多"的特点，即发病率高、致残率高、死亡率高、复发率高，并发症多。因此，在日常生活中我们应该及时地采取措施来预防和辅助治疗。其中，民以食为天，中老年人应该注意自己的入口食物，积极配合预防与改善心脑血管疾病的任务。简而之，吃对了食物，中老年心脑血管疾病可得到较好的控制与预防。

豆类

多种营养成分能使心脑血管疾病的危险性有所下降，其中最理想的当属蛋白质食物，比如瘦肉、大豆、坚果、禽肉和鱼。相关研究表明，每日摄入 25 克大豆蛋白可以降低总胆固醇和低密度脂蛋白胆固醇水平。

多吃富含精氨酸的食物

富含精氨酸的食物有助于补肾填精，调节血管张力，减少血管的损伤。这类食物主要有海参、泥鳅、鳝鱼及黑芝麻、山药、银杏、豆腐皮、葵花子等。

蔬菜和水果

在预防心脑血管疾病方面，最重要的营养素包括维生素 A、维生素 C、维生素 E、各种植物性化学物质、钾以及膳食纤维等，这就需要我们平时多吃些新鲜的水果以及蔬菜，不吃反季节水果与蔬菜。

鸡蛋

由特殊饲料喂养的鸡所产的蛋含有丰富的 ω-3 脂肪酸，这种营养物质对心脑血管疾患来说也是很有益的。

第三章

五官、皮肤病小偏方，
小痛小痒有疗效

　　五官是人体的重要器官，它与身体的五脏是息息相关、唇齿相依的。如果老年朋友五官感觉不舒服，那很可能预示着老人的五脏也正在发生功能衰退。湿疹、皮炎、皮肤瘙痒等皮肤病，也最易发生在抵抗力弱的中老年人群。面对五官、皮肤病这类小毛病，中老年人如何进行护理很重要，本章重点介绍这类小偏方，以帮助中老年人改善这些恼人的病痛及不适。

白内障

枸杞粥养肝明目

提起白内障，老年人都很熟悉。生活中有很多老人在年纪大的时候视力逐渐模糊，有的时候他们粗心地认为只是老了，单纯的视力下降，其实不然，有的人是因为自身的疾病导致的视力下降，很有可能是白内障。

中老年性白内障是后天性白内障中最常见的一种，多发生在40～50岁及以上的中老年人群。表现为晶状体本身逐渐混浊，而全身和局部未查出明显病因。常为双侧发病，可先后或同时发生，从发病到成熟可历时数月至数年。

中医认为本病由年老体衰，或先天禀赋不足，或外伤、暴力等原因引起。虚，包括肝肾阴虚和脾胃气虚。瘀，年老之人皆少动多静之体，血液循环迟滞缓慢，久之形成瘀血，导致晶状体逐渐混浊变白。

另外，瘀血不去，新血不生，血不充盈，也可使晶状体失于荣养，以致内障渐生。

一般白内障主要辨证分型有以下几种：

（肝肾阴虚型） 主要表现为视物昏花，眼内干涩，兼有头昏耳鸣，腰膝酸软，心烦失眠，多梦，舌红苔少。

（脾胃气虚型） 主要表现为视物昏暗，久视眼睑无力，食欲不振，四肢乏力，大便溏泄，面黄肌瘦，精神萎靡，苔白。

（血瘀型） 主要表现为眼前黑影飘移不定，视力减退，同时可兼有肝、脾、肾三脏虚损之表现。舌质有瘀点。

（肝热上扰型） 主要表现为视物昏蒙，烦躁易怒，口苦，舌红苔黄。

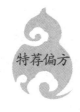

枸杞粥

特荐偏方

做法及用法 枸杞50克，粳米50克，同煮成粥，加适量白糖调味服用。有补肝肾、益精明目的功效，可辅助治疗白内障。

枸杞是中老年人常用的美容、滋补、长寿佳品，与人参、何首乌并称"益寿中草药三宝"。中医认为，枸杞性味甘平，归肝、肾两经，有滋补肝肾、益精明目、养血的功效，常吃枸杞能坚筋骨、抗衰老。而中老年人多吃枸杞可有效预防白内障。现代药理及临床研究证明，枸杞有保护和营养视网膜组织的作用，可使视网膜组织中的维生素C含量增加，从而增强视力。中老年人多吃枸杞，可延缓视力衰退，防止老花眼。

 其他对症小偏方

枸杞子汤：枸杞20克，龙眼肉20枚，水煎煮服食，常服能益精养血、滋补明目，用于老年性白内障、视力减退等症。

核桃（芝麻）豆浆：取核桃仁泥2小匙（或黑芝麻炒香研碎，每次取30克），冲入煮沸过的一杯250毫升豆浆内，再加蜂乳1小匙调匀，热服。有补肾益精功效，常服可辅助治疗白内障。

山药夜明粥：夜明砂9克，山药30克，菟丝子9克，粳米60克。将前3味药用布包好，加水煎至浓稠，去渣后加入粳米煮成粥，加红糖适量调味服用。有滋补脾肾的作用，可辅助治疗白内障。

猪肝枸杞汤：猪肝150克、鲜枸杞叶100克共煎煮，饮汤吃肝，日服2次。用于白内障、视力减退，有改善视力的作用。

党参粥：党参20克，枸杞子15克，猪肝30克，大米60克。猪肝洗净切片，大米洗净。将以上食材加入锅中煮粥服食即可，每日1次。适用于老年性白内障证属脾胃气虚型。

鸡肝粥：鸡肝50克切成丁，粳米50克先煮粥，粥将成，入鸡肝及葱、姜、盐等调料适量，煮沸，早晨空腹顿服。有补肝、养血、明目等功效，宜于白内障患者常服。

 按摩穴位改善老年性白内障

1. 先以食指和中指点按攒竹和丝竹空二穴，左手按左边，右手按右边，各点按 108 次。

2. 以食指点按睛明穴，左手按左边，右手按右边，各点按 108 次。

3. 以拇指和食指捏耳垂正中，左手捏左边，右手捏右边，各捏 108 次。

4. 以食指点按光明穴，左手按左边，右手按右边，各点按 108 次。

医生叮咛

老年人如何预防白内障

1. 老年人预防白内障的运动调节。经常参加户外活动，如散步、慢跑等，以锻炼身体，增强体质，延缓衰老。

2. 老年人预防白内障，专家建议每两年做一次扩瞳检查。糖尿病患者最好每年都做一次扩瞳检查。扩瞳检查能够发现眼睛的异常和病变，比如青光眼、糖尿病引起的眼病、白内障、眼癌和斑点性退化等。

3. 老年人预防白内障的行为方式。起居生活要有规律，不要过于劳累。平时不吸烟，少饮酒。注意休息，保持充足的睡眠。外出时戴防护眼镜，避免强光刺激。

4. 老年人预防白内障的心理保健。老年人得了白内障，要注意控制情绪。早期白内障对视力影响不大，只要认真保养，正确对待，不应过分紧张。

5. 不食糖果甜食，少食高胆固醇的食物。多食富含营养、易于消化的食物。

6. 老年人预防白内障还应摄入足量的维生素 C，维生素 C 还能减弱光线和氧对晶状体的损害，具有防止老年性白内障形成的作用。

青光眼

绿豆决明子饮清热明目

老年性青光眼，是指由于绝对高眼压或相对高眼压引起的一组眼病，是以视野缺损、视乳头凹陷和萎缩及视力下降为主要特征的疾病，是中老年人常见的严重眼病之一。可一侧眼睛先患病，也可两眼同时发病。由于老年性青光眼起病急、进展快，常易产生致盲的严重后果，其中以闭眼型青光眼最为严重。

青光眼在中医属五风内障的范畴，多因肝经风热、肝阳上亢、肝火上炎、肝郁气结、肝肾阴虚等所致。其中，暴怒忿郁，郁遏化火生风，风火上升，困扰双目；或因忧思、悲泣等使肝气郁结，气滞不泄，导致气逆上壅所致；或劳倦伤脾，脾虚湿困生痰，痰火夹肝风，上扰双目，最终产生绿风内障或青风内障之证候。

青光眼分型颇杂，少则三型，多则十型，近年已渐趋统一，并已体现从肝论治的特点。

肝经风热型 头痛，眼珠胀痛，白睛混赤，抱轮红赤尤甚，黑睛混浊，瞳神散大，伴恶心呕吐，面红口苦，恶寒发热，舌苔薄白或黄。

肝郁气逆型 头痛，眼珠胀痛，视物模糊，或视灯火有红绿圈，瞳神散大，眼珠胀硬，烦躁易怒，胸胁胀闷，嗳气呃逆，恶心呕吐。舌苔薄白或微黄。

肝肾阴虚型 瞳神气色混蒙或散大，眼干涩昏花，口苦咽干，耳鸣耳聋，牙齿松动，失眠多梦，遗精腰酸，五心烦热，颧红盗汗，舌红少苔。

气虚血瘀型 视物昏蒙，瞳神气色浊而不清，目睛干涩，体倦乏力，心悸气短，食欲不振，面色苍白或萎黄，舌质淡黯或有瘀斑，舌苔薄白或少苔。

绿豆决明子饮

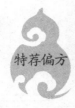

特荐偏方

做法及用法 绿豆 120 克，炒决明子 30 克，加适量水煎服。当饮料饮用，连用数天。有清热祛风、除障明目的作用。

绿豆由于营养丰富，用途较多，被李时珍称为"菜中佳品"。绿豆具有粮食、蔬菜、医药等用途，种子和茎被广泛食用，是我国人民的传统豆类食物。其性味甘，寒，归心、胃经，具有清热解毒、消暑、利水的功效。绿豆不宜煮得过烂，以免使有机酸和维生素遭到破坏，降低清热解毒功效。绿豆性凉，脾胃虚弱的人不宜多吃。服药特别是服温补药时不要吃绿豆食品，以免降低药效。未煮烂的绿豆腥味强烈，食后易恶心、呕吐。

决明子性甘苦，微寒，能清肝明目、利水通便。决明子味道清香而微苦，可制茶，可煲粥，食用较为方便，又可制成枕头镇静安眠，可作为家中常备保健中药。但是，决明子并不是所有人都适合。决明子药性寒凉，不适合脾胃虚寒、脾虚泄泻及低血压等患者服用。

二者搭配煮成汁饮用，对清肝明目、清热祛毒有好处。

 其他对症小偏方

杞菊桑枣饮： 枸杞、黄菊花、桑葚各 10 克，大枣 10 个，蜂蜜适量。将枸杞、菊花、桑葚、大枣加水，煮沸 30 分钟，取汁。如上法，再取汁。两次煎汁混合，早晚分服。

桑麻糖： 黑芝麻 240 克，桑叶 200 克，蜂蜜 60 克。桑叶洗净，烘干，研为细末；黑芝麻捣碎，和蜂蜜加水煎至浓稠。加入桑叶末混匀，研成 50 颗小糖块。每次嚼食 1 颗小糖块，每日 2 次。养肝、清热、明目。

枸杞叶猪肝汤： 鲜枸杞叶 100 克，猪肝 100 ~ 150 克，姜粉、盐、香油各适量。将枸杞叶、猪肝洗净，猪肝去臊腺，切片，与姜粉、盐、香油混匀。先将枸杞叶加水煮开片刻，加入猪肝煮至沸，再加少许盐后食用。炖服，不限量，可常食。补虚益精、祛风明目。

枸杞子黑豆酒： 枸杞 50 克，黑豆 500 克，白酒 500 毫升。把 1000 毫升水倒锅内烧热后，加入黑豆、枸杞、白酒混合煮 1 小时。捞出黑豆晾晒干备用，每日早晚各 1 次，每次吃黑豆 50 粒。养阴补肾。

梅花粥： 取粳米 120 克，新鲜梅花 10 克，洗净后加水煮粥。每日 2 次，每次 1 小碗。适用于开角性青光眼。

桂圆红枣汤： 取桂圆肉 20 克，红枣 20 个，将二者放在一起加水煮。每日 1 剂。适用于老年人青光眼缓解期少气乏力者。

枸杞决明汤： 人参 15 克，牛膝 9 克，枸杞 15 克，炒决明子 9 克，煎汤去渣，用蜂蜜冲服，每日 1 剂。

按摩眼皮与重要穴位，不怕青光眼

1. **按摩眼皮：** 用大拇指指腹按摩上眼皮，用食指指腹按摩下眼皮。从内眼角按摩到外眼角，像一点点在描画眼睛轮廓的骨头一样按摩，每个地方按 5 秒，1 天做 2 次。

2. **按摩穴位：** 多按睛明、承泣、合谷穴。"睛明"在内眼角上方 0.1 寸处，承泣位于眼球正下方，约在眼眶骨附近，合谷位于手背部位，第 2 掌骨中点，拇指侧，别名虎口。

坚持上述方法按摩，能预防、改善。注意用手指按压的部位是眼窝骨的边缘部分，千万别按、戳眼球。按摩的力度不要过大，以感觉不到疼痛的轻柔力量进行。此法除了能改善即青光眼外，还能改善白内障、干眼病。

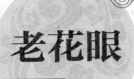

老花眼

芹菜洋葱汁
改善您的头晕目眩

常言道"花不花，四十八"。就是说人到了 40 岁以后，或迟或早、或轻或重都要出现老花眼。眼睛是人们学习、工作、生活所不可缺少的感觉器官。青年人目光炯炯，明察秋毫，但当跨入中老年之后，看近物时不得不戴上老花眼镜，否则，将无法看清东西。视远如故、看近昏花，在日常生活中，老年人能看清楚几米以外的东西，却看不清眼前的东西。老花眼发生的年龄因人而异，大部分人在 40~45 岁之间开始出现这种现象。老花眼是不可逆转的，视力越好的人眼花症状会越明显。

首先，中医认为，"眼乃五脏六腑之精华，上注于目而为明。"也就是说，眼睛与五脏六腑有着紧密的联系。《素问·金匮真言论》中有言："东方青色，入通于肝，开窍于目，藏精于肝。"可想而知，肝脏通于体外的窍道非双目莫属，也就是说肝脏对视力的影响最大。肝所藏的精微物质向上输于目，双眼得以濡养，视觉功能方能维持。若肝脏发生病理改变，视觉功能自然会受到影响。也就是说，老花眼是由于人上了年纪后出现气血渐衰、肝肾精气亏损等原因所致。老年肝肾亏损，精气不足，难以养目，故常出现老眼昏花而影响视力。具体来说，老花眼可分为气血两虚、肝肾不足、阴虚阳亢 3 种类型。

气血两虚型 老花眼患者常伴有面色萎黄、头晕心悸、少气懒言、神倦乏力等症状。

肝肾不足型 老花眼患者在夜间眼花的症状会明显加重，并常伴有头昏目眩，耳鸣心烦，口干咽燥等症状。

阴虚阳亢型 老花眼患者常伴有头痛烦躁、面色潮红或面部有烘热感、头昏目眩等症状，并多伴有高脂血症和高血压等疾病。

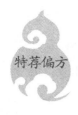

芹菜洋葱汁

做法及用法 取适量的芹菜洗净，将、根、茎、叶切碎。取适量的洋葱，去皮及枯瓣，洗净、切丝，与切好的芹菜一起，用榨汁机绞汁。上下午分服。适用于阴虚阳亢型老花眼。

芹菜洋葱汁具有滋阴平肝潜阳的作用，适用于阴虚阳亢型老花眼。其中，芹菜含铁量较高，经常食用可使目光有神，同时还具有清热解毒的作用。洋葱性温，味辛甘，具有发散风热的作用。二者搭配对于滋阴潜阳作用有好处。

其他对症小偏方

芹菜鲜藕汁： 芹菜、鲜藕各 150 克，黄瓜 100 克，柠檬汁 5 毫升。将芹菜、鲜藕和黄瓜切碎，一起放入榨汁机中榨成混合汁，再在此混合汁中加入柠檬汁，搅拌均匀即成。此饮料可早、晚各饮 1 次。适用于各型老花眼患者。

胡萝卜粥： 将胡萝卜洗净，切成小碎块，备用。取适量的粳米，洗净，与备好的胡萝卜一起加适量的水煮粥。每日 2 次，早晚服用。经常服用，可以增强体质，改善老花眼。

花生酱牛奶饮： 分别取适量的花生酱、白糖、盐放入锅中，将牛奶慢慢倒入，边倒边搅拌均匀，小火加热，临近沸腾时关火即可。早饭时与早点同服，1 次吃完，适用于气血两虚型老花眼。

桑叶茶： 取霜桑叶 30 克，加适量清水，煎煮 15 分钟，取汁，每日代茶饮用。

枸杞蜂蜜水： 取枸杞 1 勺，洗净后放入杯中，开水冲泡。待水温稍凉时放入 1 少勺蜂蜜，调匀即可。每日 2 次，早起睡前各 1 次。连服 2 月。

枸杞蛋汤： 取枸杞 30 克，鸡蛋 2 个，洗净后加水同煮。蛋熟后去壳，放入汤内再煮，煮好后，吃蛋喝汤。3～5天为1个疗程。

桑葚枸杞酒：取桑葚、枸杞、山药各1克，红枣10个。洗净后水煎两次，头汁、二汁分开服用，间隔3～4小时。长期服用，有消除眼疲劳之效。

老花眼的生活护理方法

1. **冷水洗眼法：**早上起床后，用冷水洗眼。将双眼泡于冷水中一两分钟，然后用双手轻搓脸部及眼部肌肉，大约20～40次。

2. **热水敷眼法：**晚上睡觉前，将毛巾泡在40～50℃的热水中。同时，用盆中的水洗脸，洗完脸后将毛巾取出，拧干（不要拧得太干）后立即敷在额头和双眼，仰头，两眼轻闭，1～2分钟后用水洗脸。

3. **眨眼：**平时多眨眼，同时用双手轻轻揉搓眼睑，闭眼时用力挺肩，紧闭双眼片刻后再放松。重复上述动作。

4. **按摩：**用食指横揉，先从内眼角到外眼角，再从外眼角到内眼角，两手同时进行，力度适中。再用食指指尖按太阳穴数次。早晚各1次。此外，也可用食指按压睛明穴半分钟，用拇指按压攒竹穴1分钟，早晚各1次。

5. **眼球操：**双眼先向右侧远眺，然后向左侧远眺；用力紧闭几次双眼；双眼先看右上方，然后看左下方；再看左上方，最后看右下方；睁大双眼，眼球上下左右转动。

6. **运目益眼：**平时有空就一睁一闭地锻炼眼肌；双眼尽力看右上方，然后看左下方，再向反方向看；睁大眼睛，眼球下上左右转动；每天早晚各远眺1次，稍停片刻再把视线由远逐步移近。

耳鸣

肉苁蓉粥
补肾气去耳鸣

肾主耳，肾脏通于体外的窍道是双耳和前后二阴。耳朵接受外界声音刺激，在耳朵里产生听到声音的感觉，这是正常的听觉功能。而如果外界根本没有发生声音的声源，但主观上却感到有各种各样的声音，这就是耳鸣。在中老年朋友中，有不少人可能发生过耳鸣。中老年人耳鸣主要是因为听觉系统的老化引起的。而且随着年龄的增长，耳鸣的发生率不断提高。中医认为，肾藏精。肾精充足的情况下，肾的精气向上通于耳，耳朵得以濡养，听力自然聪敏，耳朵的平衡功能才能正常，故而中医将耳鸣的原因归结为肝火上扰、肾精亏虚。

按照中医的辨证分型，耳鸣大概可以分为以下几种：

风热侵袭型 此型患者，起病较急，但症状通常不会很严重，耳鸣音调较低沉，耳内有胀满、堵塞的感觉，多有自语增强的特点。常伴鼻塞、流涕、咳嗽等肺经表证。

肝火上扰型 此型患者发病多较突然，症状比较重，耳鸣声较大，与情绪情志变化关系密切，常常在郁怒之后发生或加重。多伴有口苦、心烦、头昏、头痛、急躁易怒等肝火上逆的症状，舌质红，苔黄。

痰浊上壅型 此型病程一般较长，耳鸣、头昏、头沉、头重、头闷，耳内胀闷、堵塞感明显。可伴有胸闷，纳呆，舌质多较胖，边有齿痕，苔厚腻。

肝肾不足型 此型病程较长，据临床情况来看，多为老年人发病。耳内犹如蝉鸣，鸣声一般不会很大、很响，可伴有腰膝酸软、眼花、眼干涩等肾经不足之证，兼症往往表现不明显，舌质红，少苔。对于老年人耳鸣，又无其他兼症表现时，多可归于此型中。

脾胃虚弱型 患者多表现出精神差，疲乏无力，头昏，劳累后症状加重，纳差，舌质淡，苔薄白或厚。

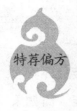

肉苁蓉粥

特荐偏方

做法及用法 肉苁蓉 15 克，羊肉 100 克，粳米 50 克。肉苁蓉加水煮 20 分钟，去渣取汁；羊肉切片放入砂锅内加水煎数沸，待肉烂后，再加水；将粳米煮至米开汤稠时加入肉苁蓉汁及羊肉再同煮片刻停火，盖紧盖闷 5 分钟即可。每日早晚温热服。补肾壮阳，润肠通便。适用于肝肾不足引起的耳鸣。

肉苁蓉味甘咸，性温无毒，入肾与大肠经。《神农本草经》称它为"上品"之药，说它"味甘微温，主五劳七伤，养五脏，益精气，久服轻身"。古人认为，肉苁蓉滋肾补精血，它的主要功效是益肾壮阳，温补下元，增加人体热量。为了增强其补阳功效，可以配上能温补阳气的羊肉，二者补肾作用更佳。

其他对症小偏方

葱蒸猪皮： 猪皮 100 克，葱 50 克，盐适量。猪皮洗净，与葱一起蒸，加盐调味即可。每日 1 剂，连用 3 天。适于过度疲劳引起的耳鸣。

黑豆双耳通耳方： 猪耳 1 只，黑豆 100 克，黑木耳 4 克，盐适量。将猪耳清洗干净切片；木耳放清水中泡发。全部材料一起放入砂锅内，加盐、水适量，煮至烂。吃黑豆、黑木耳和猪耳，汤饮。每日 2 次，10 天为 1 个疗程。有助于改善中老年耳鸣、耳聋。

骨碎补粥： 骨碎补 10 克，大米 100 克，白糖适量。将骨碎补煎煮 30 ～ 40 分钟，去渣取汁。再将大米放入砂锅内煮粥，待粥将熟时，加入白糖稍煮即可。每日 1 剂，分 2 次服。用于链霉素所致的耳鸣、耳聋。

菖蒲汤： 熟地黄 15 克，石菖蒲各 20 克。将二药同入砂锅内，加入适量的水，烧沸后继续以小火煎 30 分钟即可。分 2 次温服，每日 1 剂。有助于减轻阴虚火旺所致的耳鸣症状。

莲子糯米粥： 将莲子研为碎末，每次取莲子粉 15 克，加入糯米 30 克，煎煮服用。适合心脾两虚导致的耳鸣。

中医按摩治耳鸣有奇效

1. 按捏耳廓： 用大拇指和食指按捏耳廓，先从上到下，再从下到上，反复按捏，以双耳发热为度，每次 1 ~ 2 分钟。

2. 掩耳鸣鼓： 两手用力相搓，待掌心发热时，用两掌心分别捂住两耳，手指托住后脑，食指位于中指之上，用食指弹击后颈发际处 50 次，弹击时会发出"咚咚"的声音。

3. 掌心震耳： 两手用力相搓，待掌心发热时，用两掌心分别捂住两耳，手掌与耳朵完全封闭，然后两掌突然松开，听到"叭"的一声，起到震耳的作用，共 50 次。

4. 过顶提耳： 右臂弯曲过头顶，用右手拇指、食指和中指捏住左耳耳尖向上提拉 50 次；同法再换左手提拉右耳 50 次。

5. 按揉穴位： 用两手拇指指端分别按揉两侧的听宫穴、翳风穴，以有酸胀感为度。按揉时要张开嘴，每穴按揉 1 分钟。

6. 搓擦涌泉： 手掌侧立，用侧掌面来回搓擦足底的涌泉穴，直到足底心发热。

慢性鼻炎　　白菜萝卜汤止住打喷嚏

慢性鼻炎在初期出现轻微的鼻塞、流鼻涕，和感冒的症状很是相似，不被人重视，都以为慢性鼻炎是感冒，觉得只要过一段时间就会慢慢变好。长期的鼻炎会影响老年人的心脑供氧状态，有可能加重原有的脑梗死、高血压和心脏病等。

中医理论认为，鼻炎并不是鼻子的问题，而是反映出脏腑的功能出问题了。而慢性鼻炎是由于肺气虚者受风寒、风热、湿热等所致，最终引起肺气不宣、肺窍闭塞。《黄帝内经》中有言："肺开窍于鼻"，故鼻病的根本在于肺。慢性鼻炎的常见症状为间歇或交替性鼻塞，于运动出汗时鼻通畅，静坐或遇冷时鼻塞加重，鼻涕较多，一般为液性，如有继发感染则呈脓性；常伴有头痛，头昏，暂时性嗅觉减退等不适症状。

按照中医辨证分型，慢性鼻炎主要可以划分为以下几种类型：

肺经风热型 鼻流多量黄白黏涕，鼻塞时常发作，嗅觉减退，鼻窍肌膜红肿，前额或颧部疼痛，全身并见发热恶寒，咳嗽痰多，口干、舌质红，苔薄白。

胆腑郁热型 鼻涕黄浊稠如脓，量多有臭味，鼻塞，嗅觉差，鼻窍肌膜红赤肿胀，头痛剧烈，或前额痛，或双侧太阳穴痛，或面部颧骨疼痛；并见发热，口苦咽干，目眩，耳鸣耳聋，舌质红，苔黄。

脾经湿热型 鼻涕黄浊量多，涓涓长流，涕带臭味，鼻塞较甚，嗅觉消失，鼻窍肌膜红肿，并见头痛剧烈，头重头胀不适，肢体困倦，食欲不振，脘腹胀满，小便黄，舌质红，苔黄腻。

肺气虚寒型 鼻涕白量多，无臭味，嗅觉减退，鼻塞或轻或重，鼻窍肌膜肿胀淡红，每遇风冷加重，并伴见头重头昏，自汗恶风，气短无力，懒言声低，咳嗽痰稀，舌质淡，苔薄白。

脾气虚弱型 涕多黏浊色白，久延不已，鼻塞不利，香臭难辨，头昏目眩，少气懒言，四肢倦怠，食少，大便不实或溏泄，面色萎黄，舌质淡，苔薄白。

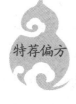

白菜萝卜汤

特荐偏方

做法及用法 白菜心250克，白萝卜100克，水煎，加红糖适量，吃菜饮汤。这个偏方适用于鼻塞时轻时重、鼻痒气热、打喷嚏、涕黄稠等不适。

古时候有"萝卜上市，郎中下市"的说法，意思就是说，萝卜上市了，就不需要郎中了！当然这有点夸张了！但萝卜的确是个很好的东西。萝卜，味辛、甘，性凉，熟者甘平。能清热生津、凉血止血、化痰止咳、利小便、解毒。但是白萝卜不适合脾胃虚弱者，如大便稀者，应减少食用，还有值得注意的是在服用参类滋补药时忌食本品，以免影响疗效。

白菜是人们生活中不可缺少的一种重要蔬菜，味道鲜美可口，营养丰富，具有益胃生津、清热除烦的功能，素有"菜中之王"的美称，为广大群众所喜爱。白菜性微寒、味甘，归肠、胃经，有解热除烦、通利肠胃、养胃生津、除烦解渴、利尿通便的作用。

二者煮成汤，对改善感冒引起的鼻炎、鼻塞以及慢性鼻炎有一定的辅助疗效。

其他对症小偏方

桑黄夏白汁：取桑白皮15克，黄芩10克，夏枯草30克，白芷10克。将以上药物一并放入锅中，加适量水煮沸，煎煮30分钟，去渣取汁。温服，每日1剂，早晚分服，连续服用10天为1个疗程。此方具有疏风清热、通窍的作用，适用于慢性鼻炎引起的鼻塞不适。

按摩＋足浴，鼻炎不再愁

一、按摩去除鼻炎

1. 揉印堂：以右手中指指端按印堂，食指指端按右侧攒竹穴，无名指指端按左侧攒竹穴，三指同时按揉，按逆时针方向按揉 100 下。

2. 点迎香：两手指端同时按压两侧迎香穴，每侧点按 50 下。

3. 搓鼻旁：两手合十，掌心相对，双手大鱼际近端放在鼻梁根上端两侧，从印堂至嘴唇来回推搓 50 下。

4. 啄承泣、四白穴：啄即快速点按，因状似雀啄，故称为啄。承泣穴位于面部，瞳孔直下方，眼球与下眼眶边缘直接。即眼球正下方的眼眶骨凹陷处。有疏通经络的作用。用双手中指指端啄承泣穴、四白穴各 50 下。

5. 浴面：用双手手指推搓面部（包括鼻、额、脸颊）。

6. 按摩印堂至太阳穴：取坐位，用拇指指腹端按揉两侧迎香穴及颈交感穴，各 1 分钟；然后用双手拇指指腹端从印堂穴分抹至太阳穴，反复进行 5 遍。

二、浴足促使鼻炎消

1. 生姜泡脚方：取生姜 20 克。将生姜拍破，放入开水中浸泡，待水温适宜后泡脚。该方具有很好的祛寒作用。

2. 麻黄泡脚方：取麻黄 30 克。将麻黄放锅内加适量清水煮 10 分钟，然后倒入桶内泡脚。此方具有宣肺通窍的作用。

3. 藿香正气足浴方：取藿香正气液两小瓶。将药液倒入热水中，待温热时足浴即可。此方可祛寒除湿、宣肺通窍。

手足皲裂

橘子皮汁
让手脚干裂好得快

手足皲裂在日常生活中是常见病、多发病，尤其在冬季多见。一到了冬季的时候气候干燥再加上冷风一吹，一些皮肤不好的人就容易发生皲裂的现象。多见于老年人及妇女。老年人的皮肤已经处于衰退阶段，没有了足够的保护功能，如果在冬季干冷的环境中，出现手足皲裂是一件很正常的事情。然而手足皲裂会给老人带来疼痛的感觉，十分难受。

中医认为，本病的发生系肌肤骤被寒冷、风燥所伤，使局部失于温煦，致血脉阻滞，气血运行不畅，肌肤失养所致。本病病程相对比较缓慢，冬季发生，天暖暂愈，历年又复发。

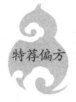

橘子皮

特荐偏方

做法及用法 将新鲜的橘子皮汁，涂擦在手脚裂口处，可使裂口处的硬皮渐渐变软，裂口愈合，另外，还可将晾干的橘子皮泡水洗手洗脚，也可收到同样的效果。但要经常使用，最好连续使用2周。

吃完橘子，剩下的橘皮先别扔掉，保留下来，它的功效可不一般。尤其是在干燥的冬季，一些人的手脚容易干裂，这时候用橘子皮汁涂擦或者泡手脚，能使肌肤得到改善。

因为柑橘皮气味芳香，有杀菌、祛风寒、保湿、助眠、去异味的功效，用来泡手脚，不但能清除皮肤污垢，还能滋润肌肤、消除疲劳。柑橘皮中含有丰富的有机酸、维生素C以及精油成分，经过热水的浸泡，这些物质溶解出来，洗浴时就从张开的毛孔渗透进皮肤，刺激表皮下的毛细血管，促进新陈代谢；并且这些成分在皮肤表面形成一层薄膜，能防止水分蒸发，使肌肤光滑细腻。但是不要直接用鲜橘皮泡澡，因为它的表面有农药和保鲜剂污染，可能会刺激皮肤。橘皮需要处理一下然后再使用。

其他对症小偏方

土蜂窝泥外敷：土蜂窝 1 个，香油适量。土蜂窝焙干研末，以香油调匀，外敷患处。每日 2 次。

用蜂蜜揉搓可治手部皲裂：每日早饭后，双手洗净擦干，将蜂蜜涂于手心手背指甲缝，并用小毛巾揉搓 5 ~ 10 分钟。晚间睡觉前洗完手，再用上述办法双手涂蜂蜜揉搓 1 次。

茶水泡手脚：将白天喝过的剩茶水，在睡觉前兑些热水泡洗手足约 10 分钟，坚持了 1 周后，手足皮肤皲裂会有所改善。

枣糊可治手脚皲裂：方法是把数枚大枣去掉皮核，温水洗净后，加水煮成糊状，像抹脸油一样，涂抹于裂口处，轻的一般 2 ~ 3 次即愈。

冬季洗手注意事项

1. 洗手不可过于频繁。频繁洗手会将皮肤表面正常分泌的油脂彻底洗去，造成皮肤干燥、开裂。

2. 洗手时忌用碱性强的清洁用品。冬季洗手时要少用碱性强的肥皂及洗手液，应选用无刺激的滋润型的中性洗手液，最好含有维生素 B_5、维生素 E、芦荟等成分。

3. 洗手时水温不宜过高。洗手时不要用热水烫洗，使用热水泡软皮肤可使裂口好转，但是皮肤离开水后会更加干裂，使病情加重。

4. 洗完手后要用干净、柔软的毛巾把手擦干，不能自然风干。擦干后要立即涂抹护手霜或其他护肤品保持滋润。

5. 手部皮肤需要酸性护理，洗完手擦干后可以在食醋中蘸一下，使皮肤表面形成酸性保护膜。每日 1 次即可。

老年斑

蜂蜜姜水
让斑点一浅再浅

随着年纪的增长，人的新陈代谢就会相应地减慢，老年人的脸上和手上很容易长有一些老年斑。一般认为，老年斑的产生与自由基对机体的损伤有关。因为随着年龄的增长，人体清除自由基的能力下降，这些物质就会迅速氧化体内的不饱和脂肪酸，形成老年斑。

中医认为进入老年期后肺气虚衰，卫气不足，皮肤腠理失养，是长老年斑的根本原因。

按照中医的辨证论冶，老人斑常分为情志抑郁、肾虚血瘀及脾胃不调3种，现一一介绍如下。

情志抑郁型 此型患者常有胸闷或胸满表现，情绪不佳，表情沉默，少言寡语，烦躁，入睡困难。

肾虚血瘀型 此型患者多表现出耳鸣或头晕、腰酸腿软、恶寒、夜间小便多、手足心热等症状。

脾胃不调型 此型患者经常便秘。便秘是形成老人斑的重要危险因素，患者常有消化或运化功能减退、肠蠕动缓慢、排便不畅、新陈代谢紊乱、大量毒素蓄积体内等情形，以致皮肤粗糙和老年斑出现。

蜂蜜姜水

特荐偏方

做法及用法 取新鲜生姜片10 ~ 15克，用开水浸泡5~10分钟，待水温冷却至60℃以下时，加入10~15克蜂蜜搅匀饮用。加入蜂蜜时，水温不可过高，否则会破坏其中的维生素C，降低其抗氧化能力。

中医认为老年斑的产生与气血运行不畅有一定的关系。生姜具有发汗解表、温中止呕、温肺止咳、解毒等功效，其辛温发散的作用可促进气血的运行。现代医学研究表明，生姜里含有的辛辣成分"姜辣素"具有很强的抗氧化效果，可以快速清除自由基，抑制体内过氧化脂质的产生，因而可防止或减少脂褐素的沉积，其抗氧化作用比目前最常用的抗氧化剂、维生素 E 的作用更强。

而蜂蜜具有补中润燥、缓急解毒的作用，通过其补益作用可促进人体气血的化生，维持气血的正常运行。现代医学研究亦表明，蜂蜜中含有大量的抗氧化剂、维生素 C 和黄酮类化合物等，对自由基有很强的"杀伤力"。但是，生姜具有发散作用，年老体弱、表虚自汗者不宜久服，否则易耗气伤阴。蜂蜜的补益作用则可以避免服用生姜后出汗过多，导致人体阴液过度耗伤的不良反应，二者"互补互利"。

其他对症小偏方

芦荟汁：用 3 年生的芦荟挤出汁液，涂抹在长有老年斑的地方，坚持早、晚各 1 次，1 个月左右老年斑便可由深变浅乃至消失。

蒜片外擦法：维生素 E 胶丸 1 粒，大蒜 1 头。把维生素 E 胶丸刺破，涂抹在老年斑处。把大蒜切成薄片，贴在老年斑处，反复摩擦，直到皮肤充血发红为止。每天 3 ～ 5 次，直到老年斑消失为止。

醋蜜茶：香醋 1 匙，蜂蜜 1 匙，温开水 1 杯。香醋、蜂蜜放入杯子内，倒入温开水 1 杯调匀。每口早上空腹服用。长期服用，对老年斑有改善作用。醋泡鸡蛋：醋泡鸡蛋 15 天，一次多泡一些，每天晚上煮熟吃 2 个，连吃 1 个月，斑退净，以后每周吃 1 次，不在长斑。

醋泡鸡蛋：醋泡鸡蛋 15 天，一次多泡一些，每天晚上煮熟吃 2 个，连吃 1 个月，斑退净，以后每周吃 1 次，不在长斑。

杏仁泥：杏仁适量，去皮捣成泥状，与鸡蛋清调匀，每晚睡前涂患处，晨起用温水洗净。

百合猪蹄治老年斑：水发银耳 1 朵，莲子 50 克，龙眼肉 40 克，冰糖、蜂蜜各适量，杏仁 10 克，糖桂花、菊花各 2 克。水发银耳洗净，去蒂、撕成小块，同莲子、杏仁、龙眼肉入锅中加适量水，加入冰糖，大火烧沸，小火慢炖 1 小时，放入蜂蜜调匀，撒糖桂花、菊花搅匀，即成。佐餐食用，滋阴养颜。

简单小动作来去除老年斑

1. 拍手背：手背为阴阳两经汇合处，经常拍打可调和阴阳、疏经通络，加速血液循环。经常拍打手背，有助于减轻老年斑。先用左手掌拍右手背 300 下，再用右手掌拍左手背 300 下，最后用两只手背对拍 300 下。每日 2 次，早晚各 1 次。

2. 搓手搓脸：两手手掌对搓至发热，反复搓双手手背 1 ~ 2 分钟，再搓面部 1 ~ 2 分钟，力度适中。

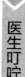

医生叮咛

几种预防老年斑的食物

1. 洋葱。含有较多半胱氨酸，能延缓衰老，生吃或熟吃均可。

2. 鸡骨。吃鸡时，把剩下的鸡骨熬汤（鸡皮最好加在一起熬）。常喝这种汤能消除皱纹，使肌肤细腻。

3. 茶叶。茶叶可保护皮肤光洁细嫩，推迟面部皱纹出现和减少皱纹。

4. 猕猴桃。猕猴桃中的维生素 C 能有效抑制皮肤内多巴醌的氧化作用，使皮肤中深色氧化型色素转化为还原型浅色素，干扰黑色素的形成，预防色素沉淀，保持皮肤白皙。但注意脾胃虚寒的老人不可多吃，否则容易腹泻。

老年皮肤瘙痒症

生姜擦拭止痒快

　　许多老年人一到冬夏季节就感到皮肤瘙痒，特点是老人自觉瘙痒而又无原发损害可见。此病冬夏易发，发于冬季者，春暖可愈；发于夏季者，入冬即轻。一般说来皮肤瘙痒症多发于秋末冬初及寒冷干燥季节，与肌肤功能衰退、天气干燥等有关。

　　中医认为本病多因老年人阴血不足、血虚生风；又因风性燥烈，除其本身可致皮肤干燥而痒外，又因风邪久留体内，致血虚化燥，不能润养皮肤而发生皮肤瘙痒。也有由于风邪与寒邪兼夹侵袭肌表与卫气相搏，继而引发为风寒瘙痒症；又有脾失健运，湿蕴不化，不小心感受了风邪，在肌肤上有所呈现，最终因风邪不得疏泄而发为风湿瘙痒症。

　　老年皮肤瘙痒症按照中医辨证分型可以划分为以下几种：

　　血虚风燥型　皮肤干燥、脱屑，秋末冬初发病。瘙痒昼轻夜重，心烦难寐，手足心热。皮损干燥、抓痕、血痂。病程较久，情绪波动可加重瘙痒。舌淡苔薄。

　　风湿蕴阻型　皮损粗糙，肥厚，久治不愈，继发感染或苔藓样变。舌体胖，舌质黯，苔白或腻。

　　风邪外袭型　皮肤瘙痒，抓痕明显。遇寒痒剧，得热减轻，或感恶寒，苔薄白，脉浮紧；风热瘙痒风则遇热痒剧，稍凉减轻，或有身热，苔黄。

特荐偏方

生姜擦拭

做法及用法　每天晚上在睡觉之前，用生姜片擦洗瘙痒的部位，一般坚持3～5次就可以见效了。

生姜是姜科草本植物姜的根茎，嫩者称紫姜、子姜，老者称老姜、老生姜。一般所说生姜多指后者。生姜性温，具有多种功效。生姜所含的挥发油中的龙脑、樟烯等物质有类似樟脑、冰片的止痒作用。故用生姜水煎液擦洗皮肤能治疗皮肤瘙痒症。一般情况下生姜擦在脸部会有不良反应，对皮肤会有影响，所以不要盲目擦抹。

其他对症小偏方

桃仁粥： 桃仁（去皮尖）10克，青粱米（或粳米）50克。将核桃仁和米研碎，如常法煮粥。每日早晨食用，吃的时候，加入少许红糖。可活血润燥。

醋和甘油混合液： 醋和甘油各1瓶（也可用纯净水取代醋，甘油和纯净水可按1：4或1：5的比例配置）。将醋和甘油按3：7或4：8的比例混合，调匀后立即涂抹患处。每天数次外涂。能软化角质、止瘙痒。

热淘米水方： 淘米水1000毫升，食盐100克。淘米水中加入食盐，置于铁锅内煮沸5～10分钟，然后倒入脸盆中，温热适宜时，用消毒毛巾蘸洗患部。早晚各1次，每次搓洗1～3分钟。使用几次后可见效。能护肤、止痒、杀菌。

大枣炖泥鳅： 大枣15克，泥鳅30克，食盐适量。将大枣和泥鳅洗净。锅置火上，放入适量水，加入泥鳅和大枣，大火烧开，加入食盐，改用小火，炖熟即可。饮汤，食大枣、泥鳅。可养血润肤。

大枣雪梨膏： 取大枣适量，泡半小时后入锅，加水煮烂，加入雪梨膏后服用。适用于冬季皮肤干燥脱屑，老年皮肤瘙痒。

盐水洗面： 每晚临睡前，取半盆清水，加入适量食盐或米醋，加热至盐溶解即可，用毛巾蘸擦洗皮肤瘙痒处。

黄芪首乌牛肉汤： 取黄芪30g，制首乌6克，牛肉250克，调味品适量。将诸药洗净，放入药罐中，加入适量清水，浸泡5分钟后，水煎取汁，加牛肉煮熟后调味服食，每日 1 剂，连服 7 日。

 重点穴位按摩，止痒挺快

取血海、曲泉、百虫窝三穴形成的三角区，在此部位涂上刮痧油或润肤乳用刮痧板在此处刮痧 3 ~ 5 分钟，隔日 1 次，局部皮肤表面会出现红、紫、黑斑的现象，称之为"出痧"，数天即可自行消退。刮痧治疗皮肤瘙痒不必强行出痧。

医生叮咛

日常生活小护理

1. 正确洗澡。老年人洗澡次数不宜过多，一般每周 1 次为宜。水温不宜过高，一般以 35 ~ 37℃为宜，不要用热水烫澡。洗澡时间不宜过长，以 15 ~ 20 分钟为好。洗澡时不宜用碱性较大的肥皂，因为这种肥皂去脂效力太大，会增加皮肤干燥度。

2. 饮食要有利于健康。老年人平日营养摄入要充分，膳食调配要适当，饮食宜清淡，不要吃得太咸、太腻，少吃或不吃辛辣等刺激性食物，多吃新鲜的黄绿色蔬菜，不喝酒，少饮或不饮浓茶和浓咖啡。

3. 生活要规律。皮肤瘙痒在生活不规律、睡眠不佳、休息不好、心情不舒畅时往往会加重，故老年人必须注意生活规律，按时睡觉，不要过度劳累，保持大便通畅。

4. 皮肤瘙痒时，尽量不要抓挠，实在瘙痒难忍时，可以轻轻按压周围皮肤，待痒感有所缓解，立即就医，在医生的指导下正确止痒。平时注意涂抹滋润保湿产品，避免皮肤过于干燥而使瘙痒加剧。

老年湿疹

萝卜藕汁饮改善湿疹

　　老年人身体比较虚弱，很容易受到疾病的困扰，尤其是皮肤疾病。由于湿疹是不分年龄性别的，男女老幼皆可发生。而老年人身体的各项功能都在减退，适应环境、防御外邪、抵抗有害物质的能力都较年轻人差，因此感染上湿疹的概率是比较大的。老年湿疹患者共同的特点是身体的敏感性高，不能耐受生活中很多常见的刺激。老年人湿疹容易反复发作，因为引发老年湿疹的诱因就在我们周围。

　　中医认为其发病原因由先天禀赋不耐，后天失于调养；饮食不节，过食动风之食物以及浓茶烟酒、辛辣刺激之品，伤及脾胃；生湿停饮，使脾为湿困，水湿停滞，或因外感淋雨涉水，久卧湿地。使内外湿邪相搏，久而化热，湿热蕴结，充于肌肤腠理，浸淫肌肤而发病。湿热化火可发为急性湿疹，常表现热重于湿，湿热蕴结肌肤则多为慢性湿疹，常表现为湿重于热。湿邪郁久亦可化燥伤阴致脾虚血燥。

　　按照中医辨证分型，可将老年湿疹划分为以下几种：

　　热盛型 此类型病症一般发病急、病程短，相当于急性湿疹或慢性湿疹急性发作。主要表现为皮肤潮红、肿胀、灼热，继而粟疹成片或水疱密集，渗液流津，瘙痒无休，抓后痒痛相兼，渗出不止。常伴身热心烦，口渴思饮，大便秘结，小溲黄赤，舌质红，苔黄腻。

　　湿盛型 多见于亚急性湿疹及体弱脾虚患急性湿疹者。表现为皮肤轻度潮红，有淡红色或黯红色粟粒状丘疹、水疱、轻度糜烂、渗出、结痂、脱屑反复发作者，瘙痒重，抓后糜烂渗出不止。可有胃脘满闷，饮食不香，口中黏腻，口渴而不思饮，身倦乏力，女性白带清稀，淡而不臭，便不干或先干后塘，小便清长。舌质淡，苔白腻。

血虚风燥型 主要表现为患部皮肤增厚，表面粗糙，或呈苔藓样变，色素沉着，脱屑，或见头晕乏力，腰酸肢软。舌质淡红，苔薄白。

萝卜藕汁饮

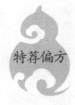

特荐偏方

做法及用法 鲜藕、白萝卜各100克，蜂蜜30克。将鲜藕、白萝卜洗净切碎，放入榨汁机中榨汁，过滤后在汁中调入蜂蜜即可。饮服，每日2次，随榨随饮。此方可凉血止血、润肠养肺，适用于血虚风燥型湿疹。

白萝卜是一种常见的蔬菜，生食熟食均可，其味略带辛辣。现代研究认为，白萝卜具有促进消化，增强食欲，加快胃肠蠕动和止咳化痰的作用。中医理论也认为该品味辛甘，性凉，入肺、胃经，为食疗佳品，可以辅助治疗多种疾病。《本草纲目》称之为"蔬中最有利者"，具有清热生津、凉血止血、下气宽中、消食化滞、开胃健脾、顺气化痰的功效。

生藕味甘、性寒，入心、脾、胃经，具有清热、生津、凉血、散瘀、补脾、开胃、止泻的功效。熟藕性温、味甘，具有益胃健脾、养血补益、生肌、止泻的功效。

二者制成蔬菜汁，具有较好的清热、凉血效果，对于改善血虚风燥型湿疹有好处。

其他对症小偏方

芹菜汁：芹菜250克。将芹菜洗净切碎煎汤取汁。当茶饮，连续服用。适用于急性湿疹。

绿豆香油膏：绿豆粉、香油各适量。将绿豆粉炒黄，凉凉，然后用香油调匀成膏状即成。洗净患处，以绿豆香油膏涂抹，每日1次。清热解毒、祛湿止痒，适用于湿盛引起的急性湿疹。

养血祛风散：菊花100克，盐、茶油、白芍粉各适量。将菊花加盐用水煎煮。取菊花水外洗，待干后用茶油抹患处，再撒上一层白芍粉，连续 10 天。养血祛风，用于顽固性湿疹的辅助治疗。

红豆粥：取粳米、红豆各 30 克，将二者洗净后，加适量的水煮烂。服用时可加少许糖。每日 2 次，连服 1 个月。适用于湿疹、皮肤过敏性瘙痒。

绿豆海带粥：绿豆 30 克，水发海带 50 克，红糖适量，糯米适量。水煮绿豆、糯米成粥，调入切碎的海带末，再煮 3 分钟加红糖即可服食。有清热利湿之功效。

🍴 吃对食物，湿疹不犯

1. **薏米：**有健脾除湿之功，可以有效祛除体内湿气，防止湿疹的发生。

2. **芹菜：**含有丰富的纤维，维生素 B₂ 及维生素 C，还含有大量的矿物质、微量元素。芹菜具有消热祛湿等功效，可以有效防止湿疹的复发。

3. **苦瓜：**含奎宁，具有清热解毒、祛湿止痒之功，因此湿疹患者可适当吃苦瓜。

4. **西红柿：**含丰富的维生素、苹果酸、柠檬酸、钙、磷、铁及番茄碱等物质，具有生津止咳、健胃消食、凉血平肝、清热等功效，因此多吃番茄对湿疹的治疗很有好处。

另外，湿疹患者平日要多吃维生素 C 含量高的果蔬，避免接触过敏原，忌食辛辣刺激之品。可根据体质情况食用一些凉性的食物，尤其是苦味的食物。少吃香椿、韭菜、烧烤、葱、姜、蒜、辣椒、羊肉、花椒、茴香、樱桃、龙眼、菠萝等易诱发湿疹的食物和作料，尤其在春天应避免接触花粉。

— 专题 —
老年人皮肤病的日常护理

老年人身体抵抗力下降，新陈代谢都变慢了，皮肤问题更是接踵而至。为了保护好老年人的皮肤，日常生活中就得做好护理工作。

1. 增加生活情趣，保持良好心境

部分皮肤病老年患者，生活情趣比较单调，心情比较抑郁，情绪波动较大，家庭成员应体贴、照顾他们，营造一个宽松、祥和的生活环境，提高生活质量，减轻他们的心理压力和精神负担，正确对待所患疾病和积极配合各种治疗。

2. 加强护理，养成良好的生活习惯

多数老年人记忆力下降，注意力难以集中，体力不济，除尚能自己坚持服药外，很难持之以恒每天对全身皮损擦药。因此，家庭成员应积极、主动协助治疗，并参与治疗的全过程。戒掉不利于身体健康和影响病体康复的生活嗜好，不过量饮酒和吸烟。

3. 合理膳食，避免过多忌口

老年皮肤病患者在生活中要注意自己的饮食，但也不要自暴自弃，或持无所谓的态度，食用可诱发或加剧病情的食品。

4. 老年人的皮肤保养不容忽视

多数老年瘙痒症是由于皮肤的油脂逐渐减少，导致皮肤干燥引起的，所以老年人不能洗澡过勤和过多用碱性肥皂，以免使皮肤更加干燥，冬天应配合使用润肤霜。

5. 要使日常的生活环境充满氧气

居室要通风、换气，密闭空调室内要防污染；要常到大自然中呼吸新鲜空气，有利促进新陈代谢，保持皮肤健康。

第四章

消化系统疾病小偏方，吃好才能脏腑好

　　古人云："年老者胃日弱，容纳少而传化迟""老人肠胃皮薄，多则不消，膨腹短气"。也就是说老年人消化机能减退，表现在口腔、食管、胃肠及肝脏、胰腺均老化。晚年的时候如果不注意饮食，就会遇到消化不良的情况，消化不良会影响老年人的食欲和身体健康。为了预防疾病，老年人要注意自己的消化系统特点，合理搭配自己的每日膳食，合理使用对症调养偏方。

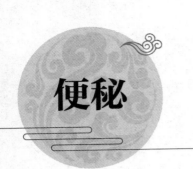

便秘

百合羹生津润燥通肠道

便秘就是指大便秘结不通、排便时间较长，即便有便感也不容易排出。从中医角度看，如果喜欢吃辛辣厚味极易使肠胃变得燥热，此时就会引起便秘。不仅如此，热病伤津、忧虑过度、久坐少动等因素也会引起便秘，这多半是因为气滞不行、气血不足、伤津耗液引起肠道津液亏损，从而导致粪便排出困难。

中老年人胃肠功能低下，饮食起居稍有不慎就容易发生便秘。而且中老年人适应能力差，如果因便秘而过分用力排便，容易导致脑血流量降低而发生昏厥；如果有冠心病则可能发生心绞痛、心肌梗死等；高血压患者则容易引发脑血管意外等。因此，防治中老年人便秘十分重要。

那么，老年朋友为什么容易患上便秘呢？随着年龄的增长，老年人的食量和运动量明显减少，肠胃分泌的消化液也在减少。加之，老年人肠管的张力和蠕动能力正在逐渐减弱，这使得食物在肠内停留过久，水分被过度吸收，于是便秘就出现了。

下面就按照中医辨证分型理论，将便秘划分为以下几种：

一、实证

热秘症状 大便干结，小便短赤，面红身热，或兼有腹胀腹痛，口干口臭，舌红苔黄或黄燥。

气秘症状 大便秘结，欲便不得，嗳气频作，胸胁痞满，甚则腹中胀痛，纳食减少，苔薄腻。

二、虚证

气虚症状 虽有便意，临厕努挣乏力，挣则汗出短气，便后疲乏，大便并不干硬，面色青白，神疲气怯，舌淡嫩，苔薄。

血虚症状 大便秘结，面色无华，头晕目眩，心悸，唇甲色淡，舌淡。

冷秘症状 大便艰涩，排出困难，小便清长，面色青白，四肢不温，喜热怕冷，腹中冷痛，或腰背酸冷，舌淡，苔白。

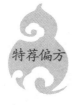

百合羹

特荐偏方

做法及用法 百合250克，蜂蜜适量。将百合加适量的清水煮成糊状，然后加入蜂蜜拌匀后即成。此羹可每日吃1次，具有润燥滑肠的作用，适合肠燥津亏引起的便秘患者食用。

百合羹是一道家常菜肴，符合大众口味，原料常见且价格较为低廉，制作方法也很简单。百合味甘，性微寒，入肺、脾经，营养滋补，药食俱佳。《日华子本草》中记有"安心、定胆、益志、养五脏"的作用。百合甘润滋肺，苦寒以清心，长于润肺止咳、清心安神。特点为补益而兼清润，补无助火，清不伤正。

中医认为，蜂蜜味甘、性平，归脾、肺、心、胃、大肠经，具有滋阴润燥、补虚润肺、解毒、调和诸药的作用。常用于肺燥咳嗽、体虚、肠燥便秘、口疮、水火烫伤等。百合和蜂蜜都对滋阴润燥有好处，因此对改善肠燥津亏引起的便秘症状有好处。

其他对症小偏方

牛奶蜂蜜饮：牛奶250克，蜂蜜适量。牛奶放入锅中煮沸，待温后，加入蜂蜜调匀即可。每天早晨空腹食用，连服3天。此方有利于润燥通便、补脾益胃。

冲服莱菔子：莱菔子30~60克，温开水送服，每日2~3次，用于治疗老年性习惯性便秘。

蜂蜜芝麻粥：黑芝麻6克，粳米50克，蜂蜜少许。粳米洗净，粳米煮至八成熟时放入已经事先炒香的芝麻，拌匀继续煮至米烂成粥，加蜂蜜食用。每日2次，作早、晚餐食用。

冬瓜汁：将冬瓜瓤取出 500 克，水煎汁 300 毫升，一日内分数次服下。具有润肠通便的作用。

三仁汤：松子仁、柏子仁各 30 克，核桃仁 60 克，蜂蜜适量。将松子仁、柏子仁、核桃仁捣烂，用蜂蜜拌匀。每次服用 6 克，每天服用 1 次，用温开水送服，15 天为 1 个疗程。此方有利于生津润燥，适用于老年人便秘。

南杏炖雪梨：南杏仁 15 克，雪梨 150 克，白砂糖 50 克。南杏仁浸泡洗净去皮尖，雪梨削皮切块，然后将南杏仁、雪梨、白砂糖同放入炖盅内，隔水炖 1 小时，待凉喝汤吃梨。此方有利于宣肺、润肠、通便。

医生叮咛

日常生活小护理

1. 改变饮食习惯，不要以肉食为主。过度食肉可能会引发便秘。

2. 饭后喝酸奶。酸奶中的乳酸菌可以改善肠道环境，增加肠道益生菌，帮助消化吸收。

3. 多吃发酵食品，如纳豆、大酱。发酵食品含有肠道所必需的有益微生物，可以促进消化和肠道蠕动。

4. 注意饮食卫生，避免暴饮暴食。

5. 少食凉性食物和不易消化的食物。

6. 不要偏食，饮食也不要过于精细。食物制作过于精细会使植物性纤维的含量减少，对肠壁的刺激会因此减弱。

7. 养成固定排便的习惯。

8. 每日正常进食，不能因为排便疼痛而少进食，摄取的营养物质不足，不利于创口愈合。

9. 不要随便使用泻药。

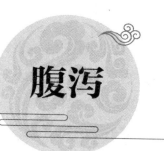

腹泻

薏米粥
改善老年慢性腹泻

人到老年，消化吸收也会受到影响，容易出现腹泻，特别是在天快亮的时候，温度偏低，更容易发作，因此也被称作五更泻，属于老年人的常见病之一。此外，老年人各项身体机能明显下降，肠胃比较弱，再加上饮食不适，很容易引起腹泻。

日常生活中，偶有一两次腹泻的情况出现实属正常。但是如果是长期腹泻就另当别论了，它将给人体带来极大的危害，间接给生活与工作带来一定影响。老年朋友尤其要认真对待腹泻这一问题。

中医认为，"泄泻之本，无不由于脾胃"病多因感受外邪，如湿热、暑湿、寒湿之邪；情志所伤，忧思郁怒导致肝失疏泄，横逆犯脾而成泄泻；饮食不节，过食肥甘厚味，或进食不洁腐败之物。

按照中医辨证分型，腹泻基本可以如下划分：

湿热型 处在夏秋交替时节，夏天的湿热之气未完全减退，老人很容易受外邪侵袭，表现为发热，大便黏液样，臭味较重。

伤食型 随着年龄的增长，老人消化功能衰退，饮食稍不注意就容易导致食积，出现腹胀、腹痛，大便酸臭等症状。

脾虚型 老人脾胃功能减退，出现面色萎黄，食欲减少，长期腹泻不愈，大便稀薄。

薏米粥

特荐偏方

做法及用法 薏米 50 克，粳米 75 克。将薏米晒干，碾成细粉；粳米淘洗干净，与薏米同煮为粥。早晚温热服食。此方可健脾利湿，适用于老年慢性泄泻。

薏米是补身药用佳品。李时珍在《本草纲目》中记载：薏米能"健脾益胃，补肺清热，去风胜湿。"由于薏米不容易煮熟，过度烹煮也会破坏效果，所以煮之前最好先用水浸泡3个小时以上。薏米所含热量不高，却有饱足感，是养生保健的饮食中极富营养、又能清除体内杂质的膳食。薏米同大米熬成粥，具有温、软、淡、香、黏等特点，便于消化吸收，又可以保护胃黏膜，增添津液。特别是粥熬好后上面漂浮着一层黏稠的物质，具有很强的滋补作用，甚至可以和参汤相提并论。

其他对症小偏方

山楂粥： 山楂10～20克，大米30克，白糖5克。将三者共煮成粥即可。每天分3次服下，可连服3～5天。有效缓解饮食不洁引发的腹泻。

姜糖饮： 生姜5片，红糖50克。生姜、红糖加水煮沸取汁，趁热饮用。疏散风寒、温胃健中，适用于饮食过凉或腹部着凉所致的腹泻。

山药羊肉粥： 羊肉25克，鲜山药100克，糯米100克。将羊肉、山药切块，入锅加水800毫升，小火煮烂，加入糯米煮成粥，每日早晚温热服食。此粥具有健脾温肾、固肠止泻的功效。适用于老年人脾虚性泄泻。

栗子粥： 栗子12只去壳，与粳米或糯米100克同煮为粥。适用于老年慢性泄泻。

按摩三大穴位改善腹泻小毛病

1. 关元： 位于下腹部，前正中线上，当脐下3寸。用拇指或中指点按关元穴半分钟，顺时针方向揉2分钟，以局部有酸胀感为佳。具有培补元气、补肾壮阳、温通经络、理气和血、补虚益损等作用，对于改善中老年人腹泻有好处。

2. 涌泉： 位于足底部，在第2、第3趾的趾缝纹头端与足跟连线的前 1/3 处。推搓涌泉穴，需搓出热感，对于老年性腹泻效果较明显。具体方法是用拇指从足跟向涌泉穴做前后反复的推搓，或用手掌轻缓地拍打，以足底部有热感为宜。另外，还可用热盐水泡脚温暖涌泉穴，水温以自己能适应为度，每日临睡觉前浸泡 15 ～ 30 分钟。

　　3. 太溪： 在足内侧，内踝尖与跟腱间的凹陷处。采取坐位，双脚自然向上分开，或取盘腿坐位。然后用双拇指点按或按揉太溪穴，以感到酸痛为宜。

医生叮咛

老年腹泻者的家庭护理

　　1. 适当卧床休息，减少老年人体力消耗，注意腹部保暖，减少肠道机械性刺激，避免腹部按压或按摩。

　　2. 鼓励老年人多饮水，尽量减少食物对肠道的刺激。食用流质饮食或半流质食物，适当补充一些营养丰富且易消化的食物，如藕粉、豆浆、细面条、豆腐脑、小米粥等，并做到少食多餐、细嚼慢咽，以利于营养素被机体消化吸收。

　　3. 注意复合维生素 B 和维生素 C 的补充，如多饮鲜橘汁、番茄汁、菜汤等。

　　4. 肛周护理。每次便后用软纸轻擦，温水洗净，并涂润肤油保护肛门周围皮肤。切忌涂爽身粉。

　　5. 观察排便情况，包括粪便的性质、颜色及腹泻次数，并报告医生。需要时保留标本送验。

　　6. 腹泻基本停止后，可供给低脂少渣半流质饮食或软饭，少食多餐，以利于消化，如面条、粥、馒头、软米饭、瘦肉泥等。应适当限制含粗纤维多的蔬菜水果等的摄入，并由此逐渐过渡到正常普通饮食。

　　7. 老年人还可备一些口服补液盐，发生腹泻时在去看医生前即可冲服。

口臭

薄荷粥降胃火、除口臭

口气，从口腔或鼻、咽等充满空气的空腔中发出来的气体，若散发出来的是臭气，即称为口臭，也叫做口味异常，患者通常会自觉口酸、口苦、口咸等。近年来，口臭的患病率呈上升趋势，已经严重影响了人们的社会交往与心理健康，故世界卫生组织已慎重地将其视为一种疾病。老年人消化功能减退，常有消化不良或消化道反流性疾病，并伴随口腔的炎症，多易产生口臭。

中医认为，口臭的出现往往意味着脏腑器官出现了问题，而且多半与胃肠道脱不了干系。胃肠道一旦出问题，胃内易生火，胃热充盛之时，胃气就会郁积在胃内，而且极易循着食管上行至口腔，这就导致口臭的发生。

按照中医辨证分型，口臭基本可以划分为以下几种：

肺胃郁热型 口臭，鼻干燥，咽红肿疼痛，涕黄，苔少，舌红。

胃火灼盛型 口臭、口干，牙龈红肿，消谷善饥，舌红苔黄少津。

肠腑实热型 症见便秘口臭，小便短赤，心烦，舌红苔黄或黄燥。

肾阴不足型 口臭，形体消瘦，腰膝酸软，口燥咽干。

薄荷粥

特荐偏方

做法及用法 鲜薄荷叶30克（干品15克），大米50克。将鲜薄荷叶洗净放入锅内，加入适量的清水，水煎取汁。将大米淘净，加入适量清水，煮至米熟，再加入薄荷叶汁，煮1~2沸即可。每日1剂。此方有利于清新怡神，疏风散热，增进食欲，帮助消化，利咽喉，令人口香。

《本草纲目》中记载："薄荷，辛能发散，凉能清利，专于清风散热。故头痛、头风、眼目、咽喉、口齿诸病为要药。"薄荷以全草入药，亦可食用。薄荷味辛、性凉，无毒，长期做菜生吃或熟食，能祛邪毒、除劳气、解困乏，使人口气香洁，还可治咳嗽、痰多及各种伤风。用薄荷煮粥食用，能够降肝火、疏风散热，对改善口臭有好处。如果怕煮粥麻烦还可以直接将薄荷叶洗净泡水喝，效果也一样。

其他对症小偏方

茶树根汤：茶树根 30 克。将茶树根洗净切片，用水煎服 15 分钟取汁。代茶饮，每日 1 剂。此方可泻火、清胃、除臭，适用于胃火所致口臭。

橘皮饮：橘皮 30 克，冰糖适量。将橘皮洗净，加水煎 10 分钟，加入冰糖搅拌令其融化即可。滤渣取汁，代茶频饮。此偏方有利于清热化痰、芳香辟秽，适用于肺胃郁热所致的口臭。

荔枝粥：干荔枝 5 ~ 7 枚，糯米 50 克。将干荔枝、糯米一同入锅加水煮为稀粥。晚餐食用，连吃 3 ~ 5 日为 1 个疗程。有利于温阳益气、生津养血，适用于虚热口臭及老人五更泄。

生芦根粥：芦根 30 克，大米 50 克。做法：芦根洗净后放入煲内，加入适量清水大火煮 15 分钟，隔渣留汁，加入米煮成粥，每日 1 剂，宜每早空腹服用，约 5 剂见效。此方适用于因舌干或牙龈肿烂造成的口臭。

桂菊茶：取桂花和菊花各 6 克，然后用开水冲泡，每天 1 剂，分 2~3 次冲泡饮用，该方法适用于胃热上蒸型口臭患者，有芳香清胃的效果。

按摩五大穴位帮助除口臭

1. 后溪：位于小拇指的根部外侧，手掌横纹向外的尽头交际处。用另一只手拇指掐揉此穴位 5 分钟，然后换另一侧，以感到轻微酸痛为宜，按摩时手掌应微握。每日 2 次，早晚各 1 次。也可以将后溪穴的部位放在桌边，用腕关节带动双手，轻松来回滚动。

2. **大陵**：位于手腕的腕掌横纹中点处，具有健脾、泻火、除湿的功效。先用左手拇指按压右手的大陵穴 3 ~ 5 分钟，然后再相互交换，以酸胀微痛为宜。

3. **合谷**：手背第 1、2 掌骨间，第 2 掌骨桡侧的中点。

4. **足三里**：位于小腿外侧，犊鼻下 3 寸，犊鼻与解溪连线上。按摩足三里可以改善胃肠功能紊乱，治疗口臭。

5. **太冲**：位于足背侧，第 1、第 2 趾骨结合部前方的凹陷处。按摩此穴可以降肝胃之浊气。用大拇指按压此穴，由下向上推按，每只脚按摩 5 分钟，以局部微痛为宜。

医生叮咛

日常生活小护理

1. 起居有常，饮食有节，多食蔬菜、水果和清淡易消化的食物，少食或不食辛辣刺激食物，多喝白开水、淡的绿茶或柠檬水。

2. 生吃蔬果有助于缓解口臭。生吃苹果、胡萝卜等蔬果，可以促进唾液的分泌，清除口中的食物残渣，减少消化系统霉素。

3. 细嚼慢咽。

4. 注意口腔卫生，早晚刷牙，饭后漱口。经常用茶水、淡盐水、含洗必泰的漱口水漱口。

5. 体质虚弱的，可以适当补充维生素 B_6 和锌。

6. 常食无糖型口香糖。可以消除牙缝间的食物残渣和牙面上的软垢。

胃溃疡

玫瑰花茶
疏肝理气消溃疡

很多人会被胃病困扰，而胃病中常见的慢性疾病是胃溃疡，而且很容易复发。老年人身体抵抗力相对来讲比较差，所以会给很多疾病带来可乘之机。胃溃疡便是一种十分常见的老年人消化系统疾病。常言道，胃溃疡是"三分治疗，七分保养"，饮食疗法是预防溃疡发生、复发和治疗溃疡病的重要环节。所以平常的饮食调养是至关重要的。

胃溃疡属中医"胃脘痛"范畴，从病症上看，溃疡病有虚、实、寒、热之分，近年来多见寒热错杂、虚实夹杂证，以单纯某个证型出现较为少见，以虚实相兼，寒、热、湿、瘀错杂多见。由于现代人生活方式的改变、高度精神压力、生存环境的影响、营养状况的改善、饮食结构的变化、疾病谱的推移，使正虚的发病率下降，而产生湿热、气郁、瘀滞、痰浊的机会增多。

按照中医辨证分型，胃溃疡主要可以划分为以下几种：

肝气犯胃型 胃脘胀满，攻撑作痛，脘痛连胁，嗳气则舒，情志不舒时加重，泛吐酸水，胸闷喜太息，食少，舌苔薄白。

肝胃郁热型 胃脘灼痛，痛势急迫，食入即痛，反酸嘈杂，口干口苦，烦躁易怒，大便秘结，舌红苔黄。

胃阴不足型 胃痛隐隐，饥饿时加重，口燥咽干，渴不欲饮，五心烦热，似饥而不欲食，或纳呆，时作干呕，大便干燥，舌红少津有裂纹，苔少或花剥。

胃络瘀血型 胃脘疼痛，痛有定处而拒按，痛如针刺或刀割，甚者呕血、便血，舌紫黯，有瘀斑、瘀点。

中焦虚寒型 胃痛隐隐，喜按喜暖，纳食减少，呕吐清涎，大便稀薄，倦怠乏力，神疲懒言，畏寒肢冷，舌淡胖。

玫瑰花茶

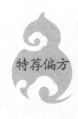

特荐偏方

做法及用法 干玫瑰花 6 ~ 10 克，蜂蜜适量。将玫瑰花放入杯中，用沸水冲泡，加盖闷 5 分钟，加适量蜂蜜调味。代茶频饮。此方有利于理气解郁、疏肝健脾；适用于肝气犯胃型胃溃疡。

中医认为，玫瑰花味甘微苦、性温，最明显的功效就是理气解郁、活血散瘀和调经止痛。此外，玫瑰花的药性非常温和，能够温养人的心肝血脉，舒发体内郁气，起到镇静、安抚、抗抑郁的功效。玫瑰花茶芳香怡人，可经常服用，常喝能有效缓解疲劳，舒畅心情，解散体内郁气，并可健脾养肝，增强气血，对于肝郁气滞型的胸痛、胃痛也有不错疗效。

玫瑰花以色泽鲜纯，花叶完整，朵大，果实颗粒饱满者为好，一般不掺以杂质及碎片，注意不要选用已经受潮、发霉、有异味的品种，一般来讲花色以自然为准，过于鲜艳漂亮反而有害，因为为了能长时间放置，市面上卖的玫瑰花蕾中，有相当部分是加了硫磺的。玫瑰花一般有股浓郁的香味，可用鼻子闻一闻，香味越浓泡出来的味道越好，正常玫瑰花茶水较澄清，淡黄色或黄色。

 其他对症小偏方

荷叶方： 荷叶 2 ~ 3 张。将荷叶阴干，焙烧存性，研成细粉。每次取 1.5 克，用温开水送服。每日 1 次，连服数日。此方有利于养阴清热、散瘀止血；适用于胃络瘀血型胃溃疡。

鸡蛋壳末： 鸡蛋壳若干。鸡蛋壳焙黄，研为细末。每次服 3 克，每天 2 ~ 3 次，用温开水送服。此方适用于胃溃疡吞酸症状明显者。

莲子粥： 莲子 30 克，大米 100 克。将莲子、大米洗净，加适量水煮成粥。每天食用，连服 1 个月。此方适用于中焦虚寒型胃溃疡。

沙参麦冬粥： 沙参、麦冬各 10 克，粳米 50 克。将沙参、麦冬加水先煎 30 分钟，去渣取汁。用药汁加水，下入粳米，煮成粥即可。此偏方可养阴清热，适用于胃阴不足型胃溃疡。

日常饮食护理

1.加强营养。选用易消化、热量足够、蛋白质和维生素丰富的食物，如稀饭、细面条、软米饭、豆浆、鸡蛋、瘦肉、豆腐和豆制品；富含维生素的食物，如新鲜蔬菜和水果等。这些食物有助于修复受损的组织和促进溃疡愈合。

2.限制多渣食物。应避免吃油煎、油炸食物以及含粗纤维较多的芹菜、韭菜、豆芽、火腿、腊肉、鱼干及各种粗粮。这些食物不仅粗糙不易消化，而且还会引起胃液大量分泌，加重胃的负担。

3.忌食刺激性大的食物。禁吃刺激胃酸分泌的食物，如肉汤、浓缩果汁、咖啡、酒、浓茶等，以及过甜、过酸、过咸、过热、生、冷、硬等食物。甜食可增加胃酸分泌，刺激溃疡面而加重病情；过热食物刺激溃疡面，引起疼痛，致使溃疡面血管扩张而引起出血；过冷、过硬食物不易消化，可加重病情。

4.戒烟戒酒。烟草中的尼古丁能改变胃液的酸碱度，扰乱胃幽门正常活动，诱发或加重溃疡病。乙醇可以直接破坏胃黏膜保护层，引起胃黏膜糜烂及溃疡形成。所以胃溃疡病人应该戒烟戒酒。

5.注意食物烹调方法。烹调要以蒸、烧、炒、炖等法为佳。煎、炸、烟熏等烹制的菜不易消化，在胃内停留时间较长，影响溃疡面的愈合。

胃下垂

黄芪粥
提升胃动力最实用

相信很多人对于"胃下垂"这个名词并不陌生，但这种不陌生却仅限于"好像听过"或者"胃下垂是指胃掉下来了吗？"，对于胃下垂到底是什么情况却是一头雾水。本病多发于老年人、瘦长无力体型者、久病体弱者、经产妇、多次腹部手术有切口疝者和长期卧床少动者。轻度胃下垂患者一般无明显症状，容易被人忽视。然而这并不代表它对人体健康没有任何威胁。适当加强体育锻炼（尤其腹肌锻炼），可防止出现胃韧带松弛而导致胃下垂。

中医认为，胃下垂主要是由中气不足、气虚下陷所致的。中国医学"胃缓"一症与现代医学胃下垂颇为相似。其病机可概括为脾胃失和，而引起脾胃失和的原因主要有饮食失节、内伤七情、劳累过度等。

按照中医辨证分型，胃下垂基本可以划分为以下几种：

脾虚气陷型 进食后脘腹胀闷，嗳气不舒，困乏无力，形体瘦削，气短懒言，脉象缓弱。喜温喜按，泛吐清涎，遇劳加重，大便溏薄，舌淡或淡胖，边有齿痕，苔白，脉濡。兼有面色萎黄，不思饮食。

胃气壅滞型 以胀气为主，嗳气后舒服，情志不舒时加重，舌红苔白或黄，脉弦滑。兼具有腹胀纳呆，胁肋胀痛，排便不畅，腹部包块，时聚时散。

脾胃阳虚型 胃脘疼痛或冷痛，喜温喜按，或胃脘畏寒，漉漉有声，或背寒如掌大，遇冷诸症加重，得温则减，舌淡胖，苔白滑，脉沉沉或细弱。兼具有畏寒肢冷、泛吐清水，口淡多痰，神疲嗜睡，小便清长。

气虚血瘀型 胃脘疼痛，痛有定处，疼痛拒按，痛如针刺，舌质紫黯或有瘀斑，脉弦涩。兼具有少腹急结，肢体麻木，月经紊乱，呕血或黑便。

胃阴不足型 面色略红，胃脘或胀或痛，胃中灼热，口燥咽干，烦渴思饮，饥不欲食，口苦口臭，大便干结，小便黄赤。舌质红少津，或有裂纹，无苔，脉细数或细涩。兼具有气滞，脘腹堕胀，气虚，乏力神疲。

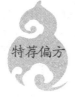

黄芪粥

特荐偏方

做法及用法 制黄芪 30 克，粳米 100 克。黄芪切片，加 10 倍量水煎 30 分钟，滤过取汁，再加同量水蒸一次，取汁去渣。粳米洗净，加黄芪汁及适量水煮粥。具有补中益气、健脾的功效，适宜于脾肺气虚、神倦乏力、食少便溏、气短懒言、自汗等症。

黄芪味甘、性微温，归肺、脾、肝、肾经。具有升阳举陷、补脾益气的功效，熬粥服食对脾胃气虚所致的胃下垂有好处。

其他对症小偏方

鲫鱼黄芪汤：鲜鲫鱼 200 克，黄芪 20 克，炒枳壳 12 克，生姜、细葱、味精、盐各适量。将鲫鱼剖除内脏，抠去腮，洗干净；黄芪切片，与枳壳一起用纱布袋装好，扎紧口；生姜、细葱洗净切碎。先将药袋放入锅中，加适量水，煮约半小时，再下鲫鱼同煮，待鱼熟后，捞去药袋，加入姜、葱、盐、味精调味即成。适于中焦脾胃气虚所致的胃下垂。

蒸甘薯：甘薯 200 克，白糖、番茄酱各适量。将甘薯洗净切片，蒸熟后装盘备用。另取一锅，加入少量清水烧沸，再加入白糖和番茄酱，烧沸后浇在甘薯片上即可。可常食。此方适用于胃下垂体虚乏力者，但胃酸过多的中老年人不宜食用。

莲子山药粥：猪肚 1 只，莲子、山药各 50 克，糯米 100 克。将猪肚去除脂膜，洗净切碎；将莲子、山药捣碎。然后一同放入锅内，加入适量清水。先用大火烧开，再转为小火煮粥即可。分早晚 2 次食完，隔日服用 1 剂，10 天为 1 个疗程。此方适用于胃下垂属脾胃虚弱者。

 ## 简单运动，告别胃下垂

1. 仰卧挺胸： 仰卧挺胸：仰卧在床上，以头和腿支撑身体，用力将胸腹部挺起来，一起一落。每日 2 次，早晚各 1 次，每次做 10 ~ 20 次。

2. 仰卧抬头： 仰卧在床上，两手扶住后脑勺，头尽量往上抬，停 2 秒钟后落下，每天早晚各做 10 ~ 20 次。

3. 仰卧抬臀： 仰卧在床上，两手放在身体两侧，两腿屈曲，两脚掌蹬在床上，臀部尽量向上抬，停 2 ~ 3 秒钟后放下，每天早晚各做 5 ~ 10 次。

4. 举腿运动： 仰卧，两腿并拢，直腿举起，悬在离床 20 ~ 30 厘米高处停住不动，控腿约 10 秒钟，然后还原做第 2 次，早晚各做 10 ~ 20 次。

医生叮咛

日常生活小护理

1. 饮食不宜过饱，不宜暴饮暴食。

2. 适度饮汤水，不要吃不易消化、体积过大的食物。否则会将胃撑大，加重下垂的程度。

3. 不宜食糯米饭、芹菜、蕨菜、葵花子、松子等坚硬黏腻的食物。胃下垂患者胃动力差，食用这些食物会加重病情。

4. 餐后不宜剧烈运动，饭后剧烈运动，下沉的食物会向下牵拉胃壁肌肉，引起胃下垂。

5. 少食多餐，少食主食，多食蔬菜。饭后卧床休息半小时到 1 小时。

6. 营养均衡，糖、脂肪、蛋白质三大营养物质比例适宜，保证蛋白质的摄入。

7. 少食辣椒、姜、咖啡等刺激性食物。这类食物容易引起反酸，影响病情改善。

病毒性肝炎

枸杞当归煲鹌鹑蛋养肝补阴

现代人们的生活压力日益增加，肝炎的发病率越来越高，而且肝炎对于人体的危害也很大。病毒性肝炎是一种常见的传染病，若不注意预防，大人和小孩都有被传染的可能，甚至新生儿也不例外。由于老年人肝脏功能的减退，合成与分解代谢、免疫、解毒功能的降低，有利于病毒的侵入，故易发生病毒性肝炎。

中医认为病毒性肝炎外因为感受疫毒湿热之邪，内因为正气虚弱。急性肝炎以实证为主，主要是感受湿热邪毒，郁结脾胃，熏蒸肝胆，阻滞气机所致。慢性肝炎多虚实夹杂，主要是外邪留恋，肝脾不和，肝肾亏虚，脉络瘀阻所致。重症肝炎病候危重，主要是疫毒炽盛，化火化燥，内陷营血，邪热内闭，元气欲脱所致。

按照中医辨证分型，病毒性肝炎基本可以划分为以下几种：

湿热蕴蒸型 身目俱黄，黄色鲜明，发热口渴，纳呆厌油腻，恶心呕吐，胁痛腹胀，大便秘结，小便黄赤，肝脏肿大，触痛明显。舌红，苔黄腻，多见于急性黄疸型肝炎。

脾虚湿阻型 疲乏无力，肢体困倦，胁下隐痛，饮食减少，大便溏薄，面色萎黄，舌质淡，苔腻。多见于慢性迁延性或活动性肝炎。

肝脾不和型 神情抑郁，胁肋胀满或疼痛，时喜太息，烦躁易怒，脘痞腹胀，嗳气纳呆，恶心呕吐，大便溏薄，舌苔薄白或白腻。多见于急性无黄疸型肝炎或慢性迁延性肝炎复发。

肝肾阴亏型 右胁隐痛，形体消瘦，腰膝酸软，眩晕耳鸣，双目花糊，牙宣鼻衄时作，口干唇燥，手足心热，面红潮热，舌红少苔。多见于慢性活动性肝炎。

气血瘀滞型 胸脘胀闷，嗳气恶心、胁下积块，胁肋胀痛或刺痛，手掌色红，颈臂见蛛丝赤缕，鼻衄齿衄，面唇晦滞，舌质黯红，脉细涩，多见于慢性活动性肝炎及部分迁延性肝炎。

疫毒炽盛型 发病急骤，黄疸迅速加深，鲜明如金色，高热烦渴，胁肋胀痛，纳少呕吐，嗜睡，神昏谵语，极度疲乏，或兼见衄血或便血，小便深黄，舌红绛，苔黄燥。多见于重症肝炎。

肝胆郁热型 面目及全身肌肤发黄，持续不解，黄色鲜明，胁痛引背，可有发热或寒热往来，口苦咽干，纳呆腹胀，恶心呕吐，大便秘结，小便短赤，舌质红，苔黄腻。多见于瘀胆型肝炎。

枸杞当归煲鹌鹑蛋

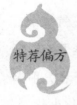

特荐偏方

做法及用法 枸杞、当归各30克，鹌鹑蛋10个。将当归洗净，切片，与拣净的枸杞、鹌鹑蛋同入砂锅，加水适量，煨煮30分钟，取出鹌鹑蛋，去壳后再回入锅中，小火同煨煲10分钟，即成。早晚2次分服，当日吃完。本方对肝阴不足型病毒性肝炎尤为适宜。

枸杞味甘性平，入肝、肾经，长于滋肾经、补肝血，为平补肾精肝血之品。在《本草经疏》中提到枸杞"为肝肾真阴不足，劳乏内热补益之要药"。当归味甘而辛，不仅善于补血，当归可显著降低胶原蛋白含量，减轻肝脏纤维化，有很好的保肝作用。鹌鹑蛋被认为是"动物中的人参"。宜常食为滋补食疗品。三者搭配食用，养肝、补血，滋补身体的作用效果明显，对于因为肝阴不足引起的病毒性肝炎有较好的作用，老年性患者不妨作为食疗调理品。

其他对症小偏方

南瓜粉：南瓜1个。将南瓜蒂去掉，以手工或机械将南瓜粉碎成浆液，过滤去渣。等滤液沉淀后，次日倾尽清水，取出晒干，并压碎成粉备用。每日 3 次，每次 30 克。

柳枝茶： 带嫩叶柳枝 100 克。嫩柳枝放入锅中，加水 2000 毫升。先用大火烧开，再改为小火，煎至 200 毫升左右即可。代茶饮，每天服用 1 次。适用于病毒性肝炎早期患者。

黑豆炖猪蹄： 黑豆 150 克，猪瘦肉 250 克。将黑豆、猪瘦肉分别洗净；猪瘦肉切成小块。将猪瘦肉和黑豆一同放入锅内，加入适量清水。先用大火煮，撇去浮沫，再用小火炖，待肉熟豆烂后，再加入调料调味。饮汤食肉，随餐吃。适用于慢性肝炎恢复期。

医生叮咛

日常饮食护理

1. 保证充足的热量供给，一般每日以 8400 ~ 10500 千焦比较适宜。过去提倡的肝炎的高热量疗法是不可取的，因为高热量虽能改善临床症状，但最终可致脂肪肝，反而会使病情恶化，故弊大于利。

2. 为促进肝细胞的修复与再生、应增加蛋白质供给，一般应占总热量的 15%，特别应保证一定数量优质蛋白，如动物性蛋包质、豆制品等的供给。

3. 碳水化合物，一般可占总热量的 60% ~ 70%。过去采用的高糖饮食也要纠正，因为高糖饮食，尤其是过多的葡萄糖、果糖、蔗糖会影响病人食欲，加重胃肠胀气，使体内脂肪贮存增加，易致肥胖和脂肪肝。碳水化合物供给主要应通过主食。

4. 脂肪摄入一般可不加限制，因肝炎病人多有厌油及食欲不振等症状，通常情况下，不会出现脂肪摄入过多的问题。

5. 保证维生素供给。维生素 B_1、维生素 B_2、烟酸等 B 族维生素以及维生素 C，对于改善症状有重要作用。

脂肪肝

山楂绿茶为肝减脂

随着生活条件的改善，人们的伙食越来越好，运动越来越少，长期下去，等到中年时就开始有好多人的脂肪肝出现问题，尤其是中老年人。脂肪肝已成为众多中老年人群易患的一种疾病，同时它很容易引起高血脂疾病的并发症。

中医认为脂肪肝是由于肝郁气滞、肝胆湿热、脾虚湿盛、痰瘀阻络而最终形成湿痰瘀阻互结、痹阻肝经脉络而形成的。

一般西医认为当脂类储积过多时，即被认为患上脂肪肝。当脂类储积超过肝脏自重的 10% ～ 25% 时，称中度脂肪肝；当脂类储积超过肝脏自重 25% ～ 50% 时，称重度脂肪肝。中、轻度脂肪肝可无任何症状。

按照脂肪肝的中医辨证分型，下面将其划分为以下 5 类：

肝郁气滞型 胁肋胀满不适，隐痛，嗳气，腹胀，或便秘，倦怠乏力，舌苔薄，脉弦细。多以疏肝理气为宜。

脾气虚弱型 脘腹、胁肋隐痛不适，乏力、气短，易出汗，纳差，舌质淡，舌体胖或边有齿痕，脉细。多以健脾益气，疏肝为宜。

痰湿困阻型 形体肥胖，胸胁隐痛，头昏，胸闷，思睡，疲倦，舌苔白腻，脉弦滑。多以祛湿化痰，疏肝健脾为宜。

瘀血阻络型 胁肋胀痛或刺痛，痛有定处、拒按，头痛，肢麻，皮肤瘀斑，面色晦黯，舌质紫黯或有瘀黯斑、瘀点，脉弦细或涩。宜活血化瘀，疏肝健脾。

肝肾阴虚型 胁肋隐痛，悠悠不休，口干舌燥，心中烦热，头晕目眩，舌质红，少苔，脉细弦。多以滋补肝肾为主。

山楂绿茶

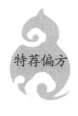

特荐偏方

做法及用法 新鲜山楂3个，绿茶3克。将山楂洗净，切片，敲碎核，与茶叶同放入杯中，用沸水冲泡，加盖闷15分钟左右即可饮服，一般可冲泡3～5次。当茶饮，当天喝完。此方有利于消食健胃、解毒降脂，适用于各类脂肪肝患者。

山楂也叫山里红、红果、胭脂果，为蔷薇科植物山里红或山楂的干燥成熟果实，质硬，果肉薄，酸甜适中，风味独特。山楂有很高的营养价值和药用价值，老年人常吃山楂制品能增强食欲，改善睡眠，保持骨骼和血液中钙的恒定，因此山楂被视为"长寿食品"。此外，山楂，含有熊果酸，能降低动物脂肪在血管壁的沉积，在一定程度具有养肝的作用，对动脉硬化、脂肪肝等有疗效。从中医角度上说，尤其是老年人，干燥的气候致使人体内水分缺失，毒素难以排出，伤害肝脏。对此，绿茶有很好的养护作用，解毒清燥，润肺生津，每天喝上几杯绿茶，可以缓解肝脏问题。山楂和绿茶泡水喝，对于疏肝、清燥有好处。

其他对症小偏方

首乌玉竹粥：制首乌6g，玉竹、金樱子、枸杞各12克，粳米100克。先煎前3味，去渣取汁，入后2味煮粥。早晚分2次食之。有助于改善肝肾阴虚型脂肪肝。

柴胡粥：柴胡、佛手各9克，郁金、生山楂、海藻各15克，粳米60克，红糖适量。将前5味煎汤，去渣后加入粳米、红糖共煮粥。每日1剂，分2次服食。有助于改善肝郁气滞型脂肪肝。

三大穴位按摩，肝脏不再"胖"

1. 足三里：足三里位于小腿前外侧，当犊鼻穴下3寸，距胫骨前缘一横指（中指）。长期按摩足三里，还可以降低血脂、血液黏度，预防血管硬化，预防中风。足三里穴的作用非常广泛。每天每侧按揉30～50次，以有酸胀感为度。持之以恒，对于防治脂肪肝有极大的益处。

2. 太冲：是肝经的原穴，原穴的含义有发源，也有原动力的意思，也就是说肝脏所表现的个性和功能，都可以从太冲穴找到表现。用拇指指尖对穴位慢慢地进行垂直按压。一次持续5秒钟左右，进行到疼痛缓解为止。揉太冲穴，从太冲穴揉到行间，将痛点从太冲转到行间，效果会更好一些。

3. 肝俞：该穴位于背部，当第9胸椎棘突下，旁开1.5寸。中医理论认为脏腑有病时其相应背俞穴往往出现异常反应，如敏感、压痛等；而按摩这些穴位，又能治疗其相应脏腑的病变。肝俞穴是肝脏在背部的反应点，刺激此穴有利于脂肪肝的防治。

医生叮咛

日常生活小护理

1. 燕麦。含有丰富的亚油酸和皂苷素，既可降低胆固醇、甘油三酯，也有通便之功效。

2. 洋葱。富含烯丙基二硫化物和硫氨基酸，具有杀菌功能，可调节血脂，激活纤维蛋白的活性成分，防治脂肪肝。

3. 玉米。含丰富的钙、硒、卵磷脂和维生素E等元素，有降低血清胆固醇的功效。

4. 牛奶。钙质丰富，可抑制胆固醇合成酶的活性，减少人体对胆固醇的吸收，具有防止脂肪肝的功效。

5. 大蒜。含有硫化物的混合物，可减少血液中的胆固醇。

6. 海带。含有丰富的牛磺酸和食物纤维褐藻酸，可降低血液及胆汁中的胆固醇，抑制胆固醇的吸收，促进排泄。

7. 银耳。富含蛋白质、脂肪、膳食纤维、微量元素及胶质。银耳多糖，可以改善肝、肾功能，降低胆固醇和甘油三酯，促进肝脏蛋白质的合成。

呃逆

刀豆生姜饮散寒暖胃

呃逆俗称"打嗝"，西医认为是由于膈肌、肋间肌及咽喉肌不自主收缩或痉挛引起的，中医则认为是胃失和降，胃气上逆动膈而发。呃逆虽然不会致命，但是不但会影响饮食、休息，而且呃声响亮，也会影响周围人。

呃逆的中医辨证论治分型如下：

胃寒停滞型 一般表现是常因感寒或饮食生冷而发作，呃声沉缓有力，遇寒则重，得热则减，舌苔薄白。

胃火上炎型 主要表现是呃声洪亮有力，冲逆而出，口臭烦渴，喜冷饮，尿赤便秘，舌苔黄燥。

气机郁滞型 主要表现为呃逆连声，常因情志不畅而诱发或加重，胸胁满闷，脘腹胀满，嗳气纳减，肠鸣矢气，舌苔薄白。

脾胃阳虚型 主要表现为呃声低长无力，气不得续，泛吐清水，脘腹不舒，喜温、喜按，面色苍白，手足不温，一般症状是食少乏力，大便溏泄，舌质淡，苔薄白。

胃阴不足型 主要表现为呃声短促而不得续，口干咽燥，烦躁不安，不思饮食，或食后饱胀，大便干结，舌质红，舌苔少而干。

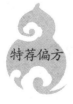

特荐偏方

刀豆生姜饮

做法及用法 带壳老刀豆 50 克，生姜 10 克，红糖 20 克。将刀豆、生姜用水煎 20 ~ 30 分钟，去渣取汁加红糖，放温即可食用。每天 1 ~ 2 次。（提示：刀豆一定要连壳同煎。）

刀豆生姜红糖水是一种治疗呃逆的药膳。其中，刀豆是豆科刀豆属的栽培亚种，一年生缠绕性草本植物。也是豆科植物刀豆的种子。秋、冬季采收成熟荚果，晒干，剥取种子备用；或秋季采摘嫩荚果鲜用。刀豆富含蛋白质，具有补肾壮腰，温中健脾的作用，生姜指姜属植物的块根茎。性温，其特有的"姜辣素"能刺激胃肠黏膜，使胃肠道充血，消化能力增强，能有效地治疗吃寒凉食物过多而引起的腹胀、腹痛、腹泻、呕吐等。吃过生姜后，人会有身体发热的感觉，这是因为它能使血管扩张，血液循环加快，促使身上的毛孔张开，排出寒气。二者搭配，加上补气血、暖脾胃的红糖，具有温中散寒和胃的良好效果，适用于胃寒型呃逆。

其他对症小偏方

丁香柿蒂汤：取柿蒂 10 克洗净，加丁香 3 克、生姜片 3 克入砂锅，加适量水煎煮，弃渣留汤，加入适量红糖搅匀即可。温热时饮汤，日饮 1 剂，分 2 次服食，连服 3 日。具有益气温中、祛寒止逆功效，适用于胃寒停滞所致呃逆、呕吐患者。

柿蒂梅花粥：取粳米 50 克洗净煮粥，水沸后加柿蒂 3 个、生姜 3 片，粥快熟时加入白梅花 3 克，再煮片刻后捞出柿蒂生姜渣即可。温热服用，早晚各 1 次。具有行气化痰、和胃止呃的功效。

姜香粥：大米 100 克，高良姜 6 克，丁香 10 克，以米加水如常法煮粥，趁热温服。可治脾肾阳虚型呃逆、呕吐。

玉竹柿蒂粥：玉竹 15 克，柿蒂 10 克，粳米 50 克。先将玉竹、柿蒂放入砂锅，加清水 300 毫升，煎至 150 毫升，去渣取汁备用。粳米加水 400 毫升，煮至米开花，兑入药汁，煮粥，待食。每日 3 次，温服。养阴清热，和胃止呃，适用于胃阴不足型呃逆。

酒浸柠檬：取柠檬 1 枚，浸于酒中，用时去皮嚼服。止呃有良效。

按摩五大穴位改善呃逆

1. 攒竹：攒竹穴是足太阳膀胱经上的第 2 个穴位，是治疗呃逆的要穴，位于眉头凹陷中、内眼角正上方，用拇指和食指轻轻向下摁压，如果有酸胀的感觉，就说明找对了穴位，按揉 10 ~ 15 分钟，一般可以缓解呃逆症状。

2. **内关：**内关穴是手少阴心包经上第 6 个穴位。也是降逆要穴，位于手腕内侧横纹上 2 寸，尺骨和桡骨中间，可以用另一手的手指向下摁压，以出现酸胀的感觉为度。

3. **中脘：**中脘穴是任脉上第 12 个穴位。位于胸骨剑突下和肚脐连线的中点，可以用中指摁压。

4. **足三里：**足三里穴是足阳明胃经上第 36 个穴位。同时也是保健常用穴，位于外膝眼下 3 寸，胫骨旁开一横指，操作时可用手指摁压。

5. **涌泉：**涌泉穴是足少阴肾经上第 1 个穴位，位于足底（不算脚趾）前 1 / 3 的凹陷中。可以先用手掌摩擦整个脚底，大拇指指腹以涌泉穴为中心，带动周围皮肤做环旋运动，从轻到重，再向下按压涌泉穴，再由重到轻，循环往复，最后用小鱼际摩擦涌泉穴及周围皮肤，到足底发红发热为止。

医生叮咛

呃逆发生时的急救措施

1. 采用深呼吸的方法。比如在进食时发生呃逆可以暂停进食，作几次深呼吸，往往在短时内能止住。

2. 呃逆频繁时，可自己或请旁人用手指压迫两侧的少商穴。少商穴位于大拇指甲根部桡侧面，距指甲缘约 0.1 寸。压迫时要用一定的力量，使患者有明显酸痛感。患者自行压迫可两手交替进行。

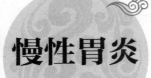

慢性胃炎

萝卜粳米粥疏肝养胃

我们似乎很容易忽视胃肠道健康，其实我们的胃部是很脆弱的，所以常常导致胃病的发生。老年人身体弱，抵抗力相应也比年轻人差，这也大大提高患慢性胃炎的概率。

从医学角度看，胃肠道会有规律地分泌一定的消化液，而且在进食后的半小时左右这种分泌作用达到了高峰。如果要排空整个胃部的食物，就得花费 3~4 小时。然而一日三餐间隔的时间大概就是 4 小时左右。所以，消化液在正常情况下会按照这样的规律进行分泌，而此时的胃肠道消化功能就处于正常状态。肠胃道的这一消化规律若是被打乱，久而久之，消化液的分泌处于紊乱状态，胃肠道的疾病便由此产生。

中医认为，慢性胃炎多因长期饮食不节，劳逸失常，导致肝气郁结，脾失健运，胃脘失和，日久中气亏虚，从而引发种种症状。

具体来说：首先，脾胃主要负责运化食物，而脾的阳气是推动脾胃运行的基本动力。长期的不规律饮食极易损伤脾胃的阳气，使得脾胃处于虚寒状态，这时脾胃疾病就会产生，出现慢性胃炎，甚至十二指肠溃疡等。

另外，情志失调导致肝气郁结，也会使脾胃功能失调，久病不愈也极有可能会导致胃痛不适。甚至日常生活中多吃过冷食物也容易导致脾胃虚寒……可见，引起胃部不适的因素有很多，采用中医辅助治疗时必须做到对症下药，不可盲目滥用药物。

按照中医辨证分型，慢性胃炎基本可以划分为以下几种：

食滞伤胃型 由于患者饮食不节造成的脾胃受损，主要表现为食积胃脘，胀满疼痛，恶心呕吐，嗳腐吞酸，大便秘结有腐败异臭，舌质红，苔厚黄腻，脉象弦滑。宜健脾和中、消食开胃。

脾胃虚寒型 主要变现为胃脘坠胀不舒，食欲不振，呕吐酸水，隐隐作痛，遇寒加重，得暖则轻，饿时痛甚，进食稍减，大便稀溏，神疲乏力，舌质淡、胖大、边有齿印，苔薄白，脉象沉细弱或浮大无力。宜补中益气，健脾温胃。

胃阴亏虚型 主要变现为胃脘灼热疼痛，嘈杂不适，虽饥而纳差，口干口渴，大便艰涩，舌质红有裂纹，舌苔光剥或少苔，脉象弦细数。宜疏肝健脾、益阴养胃。

热邪犯胃型 主要变现为胃脘灼热疼痛，嘈杂易饥，口苦咽干，泛吐酸苦水，便秘，舌质红苔薄黄，脉象弦细。宜疏利中焦、清热和胃。

肝郁犯胃型 主要变现为胃脘痞满隐痛，两胁撑胀疼痛，嗳气频频，时有反酸，食欲减退，舌质红苔薄白微黄，脉象弦细。宜疏肝理气、健脾安胃。

瘀滞伤胃型 主要变现为胃脘刺痛或锐痛，痛处拒按，时感胃部灼热嘈杂，纳差，舌质黯紫有瘀斑，苔薄黄，脉象涩滞。宜活血化瘀、行气理胃。

肝火犯胃型 主要变现为情志不舒，郁而化火，致使胃脘痞满隐痛，食后疼痛加重，经常烧心反酸，口苦发黏，便溏，舌质淡红，苔黄腻，脉细数。宜舒肝理气、清热调胃。

湿困脾胃型 主要变现为胃脘痞闷，纳呆，少食感胀，口淡无味，渴而少饮，肠鸣漉漉，大便稀溏，身重乏力，困倦懒动，舌质淡胖苔白腻，脉象濡细。宜健脾祛湿、理气醒胃。

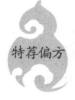

萝卜粳米粥

特荐偏方

做法及用法 鲜萝卜汁 100 毫升，粳米 100 克。将萝卜洗净捣烂，取汁 100 毫升，同粳米一块加水 500 毫升，煮为稀粥。早晚温热服用。适用于肝气犯胃引起的慢性胃炎。

白萝卜是一种常见的蔬菜，生食熟食均可，其味略带辛辣味。现代研究认为，具有促进消化，增强食欲，加快胃肠蠕动和止咳化痰的作用。中医理论也认为白萝卜味辛甘，性凉，入肺、胃经，为食疗佳品，可以辅助治疗多种疾病，《本草纲目》称之为"蔬中最有利者"，具有清热生津、凉血止血、下气宽中、消食化滞、开胃健脾、顺气化痰的功效。

粳米，又称大米，其味甘淡，其性平和，每日食用，百吃不厌，《千金方·食治》中强调说，粳米能养胃气、长肌肉。而且粥具有温、软、淡、香、黏等特点，便于消化吸收，又可以保护胃黏膜、增添津液。特别是粥熬好后上面漂浮着一层黏稠的物质，具有很强的滋补作用，甚至可以和参汤相提并论。

二者搭配养胃的同时，具有疏肝养胃的作用，对于由于肝胃气滞引起的慢性胃炎有很好的调养作用。

其他对症小偏方

姜蒜醋： 生姜、大蒜各 100 克，米醋 500 克。将生姜洗净，与大蒜一同切片。将姜、蒜浸泡在米醋中，密封贮存 1 个月即可饮用。饭后服用，每次 10 毫升。或在菜肴中酌量加用。健胃散寒。

茉莉花石菖蒲茶： 茉莉花 6 克，石菖蒲 7 克，绿茶 10 克。将茉莉花、石菖蒲、绿茶共研成粗末，备用。将三者一同放入茶壶中，用开水冲泡。代茶饮，每日饮用 1 次。和胃理气效果好。

简单动作与按摩，胃炎不敢来

1. 推拿： 用一只手的拇指，或食指、中指、无名指 3 个指头，在腹部任取一点，缓缓用力向下按，直到不能按下为止，然后慢慢抬起。每个部位点按 3 ~ 5 次，按照从上到下、从左到右的顺序，逐渐移位。每日 2 次，早晚各 1 次。有急性炎症、肿瘤、出血等情况时，不宜使用此法。

2. 散步： 以每分钟 60 ~ 80 米的速度走 20 ~ 30 分钟，大约走 1500 ~ 3000 米。散步可以使机体内的脏器处于微微的颤动状态，配合有节奏的呼吸，可以使腹部肌肉有节奏的前后收缩，对肠胃起到推拿作用，促进胃肠蠕动。

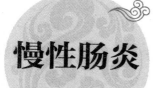

慢性肠炎

黄芪薏米粥滋补脾胃

慢性肠炎是一种常见的慢性肠胃疾病，一旦发病常常让患者痛苦难忍，生活中我们应该养成良好的饮食习惯，预防慢性肠炎。胃肠专家指出，慢性肠炎对身体的危害非常大，慢性肠炎与精神紧张、消化不良、肠功能混乱、免疫功能失调、肠抵抗力下降有关，极易造成肠道黏膜炎症、溃疡。在临床确诊的结肠癌患者中，约有 60% 的患者曾有过结肠炎的患病经历。因此，一些长期腹泻的老年人尤其要警惕慢性肠炎的发生。

中医认为慢性肠炎主要由于饮食不节、情志失调和房事过度而致脾肝肾功能障碍。

中医对慢性肠炎的辨证分型主要有以下几类：

寒湿泄泻型 主要表现为泻下清稀，甚至呈水样，不甚臭秽，腹痛肠鸣，喜温喜按，舌苔白腻，脉濡或迟缓，兼具有恶寒发热，头痛身痛，肢体沉重困倦，少食。

湿热泄泻型 主要表现为泻下黄褐色如糊状，气味臭秽，泻下急迫或者不爽，舌苔黄腻，脉濡数或滑数。兼具有肛门灼热，小便黄短，烦热、腹痛，口渴。

伤食泄泻型 主要表现为泻下腐臭如败卵，伴有食物不消化，脘腹胀痛，泻后疼痛减轻，苔垢浑浊厚腻，脉滑。兼具有脘腹胀满，嗳气腐臭，吞吐酸味，不思饮食。

肝脾不和型 主要表现为泄泻由于精神刺激而发作或者加重，腹痛后腹泻，泻后疼痛减轻，脉弦，舌苔薄白腻。兼具有胸肋胀满疼痛，嗳气吞酸，少食纳差。

脾虚泄泻型 大便稀薄，色淡不臭，有不消化的食物残渣，稍进油腻或劳倦过度则便溏，舌质淡白，脉细弱或虚缓。

肾虚泄泻型 黎明前后腹痛泄泻，形寒肢冷，腰膝酸软，舌苔淡白，脉沉细或迟缓无力。兼具有腹部怕冷，神情疲乏，少食纳差，小便清长，夜尿多。

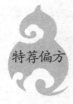

黄芪薏米粥

特荐偏方

做法及用法 大米100克，黄芪、薏米各30克。将黄芪洗净切片、大米、薏米淘洗干净将大米、黄芪、薏米放入锅内、加水适量，置大火上烧沸，再用小火煮40分钟即成。每日1次，每次吃粥100克，正餐食用。补元气、止泄泻。脾虚型慢性肠炎患者食用尤佳。

黄芪甘温，入脾经，为补益脾气之要药。黄芪补益元气之力不及人参，但长于补气升阳、益卫固表、托疮生肌、利水退肿，尤宜于脾虚气陷及表虚自汗等证。适用于改善脾气虚弱、体倦乏力食少便溏等症状。因其长于升阳举陷，常被用于治疗脾虚所致慢性肠炎。

薏米是补身药用佳品。李时珍在《本草纲目》中记载：薏米能"健脾益胃，补肺清热，去风胜湿。"由于薏米不容易煮熟，过度烹煮也会破坏效果，所以煮之前最好先用水浸泡1个小时以上。

二者煮粥食用，对改善因为脾胃虚弱引起的慢性肠炎有较好的食养作用。

其他对症小偏方

锅粑饮： 锅粑（煮饭时附着于锅底的焦饭）60克，山楂15克，红糖适量。锅粑和山楂放入锅内，加入适量的清水，先用大火烧开，再转为小火，一同煎汤，加入红糖调匀即可。每天早晚各饮1次。适用于有湿热症状的慢性肠炎。

第五章

呼吸系统疾病小偏方，
自然呼吸畅快身体棒

　　老年人常见的呼吸系统疾病一般有哮喘、咳嗽、咳痰（次数较多）、痰变黏稠且发黄等症状，较常见的病症有慢性支气管炎、肺炎等。早期症状常表现为感冒的症状，容易被患者忽视，若不及时治疗，一旦病情加重，转变成老年性肺炎，再进行治疗就很麻烦了。尤其是在春季呼吸系统疾病多发时期，老年人的抵抗力薄弱，特别容易招惹这类小毛病，因此平时需要特别护理，如果经常食用一些养生食疗小偏方，就可有效地预防与辅助治疗呼吸系统的小病痛。

感冒

喝了葱白粥，
发汗解表去感冒

感冒作为常见疾病经常到家里来"做客"。无论是中老年人还是青壮年都逃不过感冒的光顾。中老年人由于脏腑功能在减退，正气不足，体质虚弱，所以极易患上感冒。而一旦感冒，常无典型症状，起病比较缓慢，往往容易被人忽视。

中医认为，感冒多为外感风、寒、湿、热为主的六淫和时行病毒侵袭人体所致，主要症状表现为：鼻塞、流涕、喷嚏、恶风、恶寒、发热、咳嗽、咽喉痒痛、头痛、周身酸楚等。一般情况下，感冒在不同季节会有不同的症状表现，比如冬季多为风寒，春季多为风热，夏季多为夹暑湿，秋季多为兼燥气，梅雨季节多为挟湿邪。

从中医理论角度看，感冒的辨证分型包括如下几种：

风寒型感冒 由于风寒所致，发热较轻，头身感到紧痛，流清鼻涕，舌苔淡白滑润，脉浮或紧，兼具有鼻塞声重，咳嗽，痰稀薄，不渴，喜热饮，少汗或无汗。

风热型感冒 主要表现为身体发热，怕冷，口咽干痛，鼻涕黄浊，舌苔薄白或淡黄，脉浮数。兼具有头痛、咳嗽，痰白或黏黄，汗出不畅，口渴。

暑湿型感冒 主要表现为身体发热，怕风，汗出不畅，胸闷恶心，困乏头疼，小便短赤，舌苔薄黄腻，脉濡数。兼具有流鼻涕，浑浊，咳嗽痰黏，心烦气躁，口渴，口中黏腻。

气虚型感冒 主要表现为身热，睡觉时感到寒冷，怕风，自汗，气短倦怠，舌质淡黄或白，脉浮无力。兼具有头痛鼻塞，咳嗽贪多，声音低沉。

阳虚型感冒 主要表现为怕寒，甚至打寒颤，出汗后更佳畏寒怕冷，不发热或稍热，舌质淡，舌苔白润，脉沉无力。兼具有骨节冷痛，四肢冷，无汗或自汗，面色白，声音低沉，大便不实。

血虚型感冒 主要表现为头痛，身痛，发热畏寒，面色不华，唇齿色淡，舌苔淡白，脉细浮且无力。

阴虚型感冒 主要表现为身热，微恶风寒，发热，少汗，头痛身沉，心烦，口干口燥，干咳少痰，咽痒，鼻干涕黏，舌红少苔，脉细数。

葱白粥

特荐偏方

做法及用法 葱白 2 根，粳米 200 克，白糖适量。将粳米淘洗干净，倒入锅中，加入适量清水，煮粥，将熟时加入葱白，调入白糖，搅拌均匀，稍微煮一下即可。

葱白就是靠近葱根部的白色鳞茎，性温，味辛，归肺、胃经，具有发汗解表、通达阳气的作用，适用于外感风寒之证。感冒期间饮食应以清淡为主，喝粥最好，不仅有利于发汗解表，还能保证肠胃舒适。上述偏方，感冒患者不妨每日多吃几次，驱寒、防治感冒的效果可能会更好。

其他对症小偏方

黄酒煮荔枝：荔枝肉 30 克，黄酒适量。将荔枝肉放黄酒中煮 10 分钟即可。趁热 1 次服完。每日 1 次，至感冒痊愈。适用于气虚感冒。

葱白生姜涂擦法：葱白、生姜各 15 克，盐 3 克。将葱白、生姜、盐混合并捣成糊状，备用。用纱布包裹，涂擦前胸、后背、手心、足心、腋窝、肘窝等处，一般擦后半小时左右即可出汗热退。适用于风寒感冒高热不退者。

桑叶薄荷饮：桑叶 5 克，菊花 5 克，薄荷 3 克，苦竹叶 30 克。将上药用清水洗净，放入茶壶内，用开水泡 10 分钟即可，随时饮用。

对风热感冒有辛凉解表作用。

龙眼大枣苏叶汤: 龙眼肉 30 克,大枣 10 颗,苏叶 6 克。将龙眼肉、大枣洗净,大枣去核,共煮汤。10 分钟后放入苏叶,再煮 10 分钟,取汤饮用。用于血虚感冒,畏寒微热、身酸困者。

经常按摩,感冒不怕

一、按摩要穴防治感冒

1. **风池:** 位于颈后枕骨的下缘,距离耳朵后部约两个手指宽的凹陷处。用两手拇指点住风池穴,用指头用力揉动数十次。适用于风热感冒。

2. **大椎:** 位于颈后正中,第 7 颈椎棘突下缘。用一只手的食指、中指,用力按住大椎穴,揉 100 ~ 200 次。适用于感冒后高热不退。

3. **肩井:** 位于颈部到肩端的中点。用左手拇指、食指、中指拿右侧的肩井穴。用右手拿左侧的。捏拿时,拇指在前,食指、中指在后,捏拿 10 次即可。适用于风寒感冒。

4. **足三里:** 位于小腿外侧膝眼下四横指宽处。用左手的食指、中指,用力点住左侧的足三里,慢慢揉动数十次。再用右手按左侧的穴位。适用于各类感冒。

二、擦脸揉颈防治感冒

1. **擦脸:** 患者站立,两脚分开,与肩同宽。屈肘,五指并拢,中指贴鼻翼两侧,向上至前额、发际,双手掌心沿着发际向外向下,至下颌还原至鼻翼两侧,做 8 次后还原预备姿势。每次做 2~4 个八拍。这一动作可以改善面部血液循环,消除感冒引起的鼻塞及头部不适。

2. **揉颈:** 患者站立,两脚分开,与肩同宽。屈肘,五指并拢紧贴颈部两侧,沿颈部向后再向前搓擦,做 8 次后还原成预备姿势。每次 2~4 个八拍,以有微热感为宜。这一动作有利于改善感冒引起的全身乏力、颈部酸痛等不适。

咳嗽

萝卜葱白汤，宣肺止咳快

　　咳嗽是我们身体的一种保护性的反射动作，当异物进入我们的呼吸道的时候就会引发咳嗽。大家知道，除了异物的进入外，受到现在环境和空气的影响，人们越来越容易出现咳嗽的症状。咳嗽不仅自己难受，同时也会影响到周围的人。抵抗力稍差的人群容易患上咳嗽，尤其是老年人和小孩，另外，染上某些疾病的患者也比较容易出现咳嗽不适。咳嗽对于老年人来说影响比较大，日常生活中老年朋友们一定要对咳嗽高度重视起来。

　　中医认为，肺气不清，失于宣肃，上逆作声而引起咳嗽。咳嗽、咯痰是此病症的主要表现。由于病因和机体反应存在不同，所以此病症所出现症状和特征也是会有所区别的。其中，外感引起的咳嗽、咯痰大多伴有发热、头痛、恶寒等症状，起病较急，病程较短；而由内伤引起的咳嗽，一般无外感症状，起病慢，病程长，常伴有脏腑功能失调的特点。

　　从中医理论角度看，咳嗽按照辨证分型大致可以分为以下几种：

　　外感咳嗽

　　风寒袭肺　咽痒咳嗽声重，气急，咯痰稀薄色白，常伴鼻塞、流清涕、头痛、肢体酸楚、恶寒发热、无汗等表证，舌苔薄白。

　　风热犯肺　咳嗽频剧，气粗或咳声嘎哑，喉燥咽痛，咯痰不爽，痰黏稠或稠黄，咳时汗出，常伴鼻流黄涕、口渴、头痛、肢体酸楚、恶风、身热等表证，舌苔薄黄.

　　风燥伤肺　喉痒干咳，连声作呛，咽喉干痛，鼻腔干燥，无痰或痰少而黏连成丝，不易咯出，或痰中带有血丝，口干，初起或伴鼻塞、头痛、微寒、身热等表证，舌质红干而少津，苔薄白或薄黄。

内伤咳嗽

(痰湿蕴肺) 咳嗽反复发作，咳声重浊，胸闷气憋，尤以晨起咳甚，痰多，痰黏腻或稠厚成块，色白或带灰色，痰出则憋减咳轻。常伴脘闷，食少，腹胀，大便时溏，舌苔白腻。

(痰热郁肺) 咳嗽气息粗促，或喉中有痰声，痰多质黏厚或稠黄，咯吐不爽，或有热腥味，或吐血痰，胸胁胀满，咳时引痛，面赤，或有身热，口干而黏，欲饮水，舌质红，舌苔薄黄腻。

(肝火犯肺) 上气咳逆阵作，咳时面赤，咽干口苦，常感痰滞咽喉而咯之难出，量少质黏，或如絮条，胸胁胀痛，咳时加剧。症状可随情绪波动而增减。舌红或舌边红，舌苔薄黄少津。

(肺阴亏耗) 干咳，咳声短促，或痰中带血丝，低热，午后颧红，盗汗，口干，舌质红，少苔。

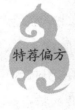

特荐偏方

萝卜葱白汤

(做法及用法) 白萝卜1根，葱白6根，生姜15克。葱白洗净，切段；生姜洗净后切片。将白萝卜洗干净，带皮切成大块，然后放入锅中，加入适量清水，大火煮沸后改用小火，待白萝卜将熟时，加入葱白、姜片一起煮，煮熟即可。连渣带汤一起服用，每日1剂。

这道偏方有辛温解表、宣肺驱寒、化痰止咳的作用，适用于风寒咳嗽患者，对痰多泡沫、畏寒、身倦酸痛等不适均有一定的改善作用。其中，白萝卜营养比较丰富，素有"十月萝卜小人参"的美誉。在《随息居饮食谱》中，专门就白萝卜的功效给出了这样的说明："治咳嗽失音、咽喉诸病，解茄毒。热者下气和中，补脾运食，生津液，御风寒。"可见，白萝卜对治疗风寒咳嗽有显著疗效，尤其擅长辅助治疗咽喉诸病。另外，大葱的药用价值也不容小觑，将其做成汤，专治伤寒寒热、中风、面目浮肿等。中医认为，葱性温，味辛，可治风寒感冒、身热恶寒无汗等不适。

生姜性微温，味辛，有驱散风寒、醒神止吐等功效，对治疗风寒咳嗽、头痛鼻塞等症状极其有效。

其他对症小偏方

蜜饯柚肉： 鲜柚肉 500 克，蜂蜜 250 克，白酒适量。先将柚肉去核、切块，放入玻璃罐中，倒入白酒封严，浸泡一夜后倒入锅中煮至余液将干时，加入蜂蜜，拌匀即成。凉凉，装罐备用。该偏方可润肺、止咳、化痰，辅助治疗咳嗽痰盛或老年咳喘等不适。

猪油蜜膏： 猪油 100 克，蜂蜜 100 克。将猪油、蜂蜜分别用小火煎煮至沸，关火待温后混合调匀即成。每次 1 汤匙，每日服 2 次。此偏方具有润肺止咳、补虚等功效，有利于辅助治疗肺燥咳嗽。

鲜藕梨汁： 鲜藕、梨各 250 克。将藕洗净去节，梨洗净去核，分别捣烂，用干净纱布包实挤汁。每日喝 3 次，每次 7 ~ 10 毫升。此偏方有利于清热止咳、凉血散瘀、止咳化痰、生津润燥，适用于慢性支气管炎肺热咳嗽。

雪梨冬菇汤： 雪梨 2~3 个，冬菇 20 克，冰糖 20 克。雪梨去皮，与冰糖、冬菇放入水中同炖。早晚分两次连汤服食 3~5 天。此偏方可有效缓解燥热咳嗽，辅助治疗干咳。

简单按摩，胃炎不敢来

风寒咳嗽： 选取肺俞、身柱、风门、外关各穴。采用单纯拔罐法，留罐 15 分钟，每日 1 次。

风热咳嗽： 选取大椎、风门、肺俞、曲池各穴。采用单纯拔罐法，留罐 10 分钟，每日 1 次。

肺气肿

百合猪肺汤
养肺消气肿

随着我国工业的大幅度发展，环境变得有些恶劣，很多疾病都呈现高发态势，其中肺气肿的发病率变得越来越高。医学上认为，肺气肿属于一种常见的慢性疾病，尤其多见于中老年人群。这种病一旦患上，若得不到及时的治疗，将会严重影响人们的身体健康甚至是生命，我们必须高度重视肺气肿。

肺气肿在民间还有一个别称，即吸烟人的病。可见，吸烟是导致肺气肿的主要原因之一。同时大气污染也是一个至关重要的致病因素。那些长期接触有机或无机粉尘的人，反复感染呼吸道炎症者均容易患上肺气肿。另外，肺气肿还具有一定的遗传性，若是家族有人得过肺气肿，那么后代都得格外留心。

从中医角度解释：本病的致病原因为久病肺虚，易感外邪，痰浊潴留而致使病情逐渐加重，最终演变而成。可见，肺气肿的发生与发展存在内因与外因两个方面的因素。

内因 久病肺虚，如内伤久咳、哮证、支饮、肺痨等慢性肺系疾病迁延失治，经久不愈，痰浊壅肺，致使肺脏虚损，成为发病的基础。

外因 感受外邪，肺气虚，卫外不固，外邪六淫易反复乘虚入侵，诱发本病发作。

按照肺气肿的辨证分型，它可划分为以下几种证型。

痰浊壅肺 咳嗽痰多，色白黏腻或呈泡沫状，喘促气急，劳累后症状加重，怕风易汗、脘痞纳少，倦怠乏力，舌质偏淡，苔薄腻或浊腻。

痰热郁肺 咳嗽，咯痰色黄黏稠，咯吐不爽，喘息气粗，胸部胀满，烦躁，口渴欲饮，身热微恶寒，溲黄便干，舌红，苔黄燥或黄腻。

肺肾阳虚 喘促日久，倚息不能平卧，呼多吸少，声低气怯，气不得续，动则喘促更甚，胸闷，心悸，咳嗽，痰多清稀或白如沫，形寒肢冷，夜尿多，重者面青唇黯，舌淡或紫黯，苔白。

肺肾阴虚 喘促气短，动则喘甚，咳嗽痰少，质黏难以咯出，面红烦热，口咽干燥，手足心热，潮热盗汗，舌红，少苔。

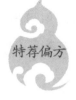

百合猪肺汤

特荐偏方

做法及用法 百合40克，猪肺1具，料酒、盐、胡椒各适量。将百合去皮及根，洗净后切碎；猪肺用清水冲洗干净，再放入锅中，加入适量清水，加热去除腥味，然后捞出，切成小块。将百合与猪肺一起放入锅中，倒入料酒，调入盐及胡椒，小火慢炖至熟烂即可。每日1剂，分3次服完即可。

这道偏方有利于润肺补虚、滋养脏腑，特别适合肺虚咳嗽、支气管炎等患者食用。其中，猪肺是补虚、止咳、止血的佳品，尤其适用于肺虚咳嗽、久咳咯血等症状。日常生活中，但凡提及润肺止咳的汤汤水水，猪肺汤便是首选。百合则有极高的药用价值，性寒，味甘，归心、肺经，具有养阴润肺、清心安神之功效，对于阴虚燥咳、劳嗽、咳血等症状有很好的调理作用。

注意事项：猪肺买回来之后，先不要切开，通过大气管向里面灌水，猪肺就会慢慢地膨胀起来，再用手抓肺叶，用力将水挤出来，如此反复多次，直至猪肺里面的血水全部冲净、猪肺变白为宜。然后将猪肺放入凉水锅内，大火煮沸，猪肺受热收缩，大量的浮沫便可挤出来。再将猪肺捞出来，冲洗干净即可。

其他对症小偏方

百合汁： 鲜百合2～3个。将百合洗净，放入罐中，捣为汁。用温开水冲服，每天服2次。此方专治老年慢性支气管炎伴有肺气肿引起的咳嗽症状。

鱼腥草猪肺汤：鲜鱼腥草 60 克，猪肺 200 克。猪肺洗净，然后沥水切块。将鱼腥草放入砂锅内，加入清水适量煎煮。把药汁放入锅内，放入猪肺块，先用大火煮沸再用小火炖猪肺至烂熟时，调味即可。佐餐食，每天服用 1 剂。此方适用于阻塞性肺气肿引起的咳嗽不适。

川贝粥：大米 60 克，川贝母 10 克，白砂糖适量。将大米洗净，与白砂糖一同煮粥。川贝母研磨成极细粉。待粥将成时，加入川贝母粉，再煮二三沸就可以食用了。每日 1 剂，温热服食。此方有利于润肺养胃、化痰止咳。

简单呼吸运动止咳法

一、腹式呼吸运动：坐位或站位，一手置于腹部。

1. 经鼻吸气，横膈下降，腹部逐渐鼓起。

2. 经口吹气，横膈上升，腹部收缩，用手轻压腹部。重复 6 ~ 8 次。

二、含胸呼吸运动：坐位，两肘屈曲，两手置于胸部。

1. 经鼻吸气，同时两肘后张扩胸。

2. 经口吹气，同时两手置胸前轻压胸部，含胸，呼气后休息片刻，重复 6 ~ 8 次。

三、抱膝呼吸运动：坐位，两臂自然下垂于体侧。

1. 两臂外展同时吸气。

2. 右腿屈曲提起，上体前倾，两手抱右膝同时呼气。但抱左膝呼气。左右交替各 6 ~ 8 次。

四、转体呼吸运动：坐位，两手叉腰。

1. 向右转体，右臂伸直随着右转，两眼看右手同时吸气。

2. 还原成预备姿势同时呼气（吹气）。但向左转体呼吸。左右交替各 6 ~ 8 次。休息片刻再做下一节。

慢性肺炎

芝麻生姜汁，
养肾止咳快

慢性肺炎是呼吸系统疾病的一种，大家可能并不陌生，毕竟生活中我们经常接触到这类病患。它的普遍存在性并不表示我们就可以忽视它，因为它对人体的身心健康构成极大的威胁。慢性肺炎具有周期性地复发和恶化的特点，总是呈波浪型经过。由于其病变的时期、年龄和个体差异性，所表现出来的症状也是多种多样的。

中老年人，年龄越来越大，体质变得越来越差，身体抵抗力往往是有限的，所以特别容易患上慢性肺炎。中老年人患病后，临床多表现为不典型、变化快、多样化、预后差。由于老人反应能力低下，发热可不明显，咳嗽不重，痰不易咳出，胸痛也不显著。相反，可表现出胃肠道症状、心血管症状、全身衰竭症状，有些体弱的中老年人甚至早期出现休克、呼吸衰竭和多器官衰竭。

中医认为，慢性肺炎常发生于劳倦过度，醉后受风时。此时人体正气不足、表卫不固，倘若感受了风热之邪或风寒之邪，进入身体之后转化为热邪，就特别容易导致肺炎。邪气阻滞肺络，可致胸痛；邪热内盛，灼伤肺络，可见咯血。若邪气过盛，正不胜邪，邪气进入体内，还营养了血液，就会导致邪热内陷，逆传心包之上，最终导致真阴欲竭、阳气虚脱等。

从中医分型理论上看，慢性肺炎的辨证分型有如下几种：

风热袭肺 主要表现为发热畏寒，头痛咽痛，咳嗽痰黄黏，胸痛不适，舌边尖红，苔黄。多见于细菌性肺炎早期和病毒性、支原体性、霉菌性肺炎。

邪热壅肺 主要表现为高热不退，汗出而不解，咳嗽气急，鼻扇气粗，咯痰黄稠或咯铁锈色痰，胸痛，口渴烦躁，小便黄赤，大便干燥，舌红苔黄。

热毒内陷 主要表现为高热不退，咳嗽气促，痰中带血，烦躁不安，神昏谵语，口渴；舌质红绛，苔焦黄而干。

阳气欲脱 主要表现为体温骤降，冷汗如油，面色苍白，肢冷唇青，气急鼻煽；舌质黯。

正虚邪恋 主要表现为咳嗽无力，低热泪汗或盗汗，手足心热，神疲乏力；舌淡，苔白，或音红少苦。

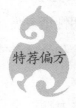

芝麻生姜汁

特荐偏方

做法及用法 黑芝麻250克，生姜500克，白蜜、冰糖各100克。将生姜切块，榨汁。黑芝麻入锅，翻炒一下，再倒入生姜汁稍煮，备用。白蜜入锅稍煮，冰糖捣碎后蒸至溶化。将黑芝麻生姜汁与白蜜、冰糖混合，调匀即可。每日2次，早晚各1次，每次1匙。

黑芝麻，生活中常见的一种食物，保健功效特别多，其中比较重要的一条作用是益肝补肾，对中老年人所患的慢性肺炎、哮喘、肺结核等病症均有辅助改善作用。上述偏方在肝肾同补、润肺止咳的基础上，又添入了冰糖、白蜜，润燥、生津、止咳的功效将更加明显，尤其擅长于辅助改善肺燥引起的慢性肺炎、支气管哮喘等不适。另外，生姜本身有驱寒的作用，经常喝生姜汁，有利于去除体内湿气与寒邪，在一定程度上发挥止咳、平喘的功效。综上所述，这一偏方最重要的是补肾虚、强肝气、补肝血，并进一步止咳、化痰，适用于肾虚型慢性肺炎。

其他对症小偏方

润肺化痰饮：白萝卜250克，饴糖50克。将白萝卜洗净，带皮切成薄片，放入碗内。上面放饴糖，静置一夜，取溶出糖水饮用。每天饮用1次。这道偏方有利于润肺化痰，可常服，也可作为保健预防日常饮用。

川贝雪梨煲猪肺：川贝 10 克，雪梨 2 个，猪肺 250 克。雪梨去皮切块，猪肺切块漂去泡沫，二者与川贝同放入砂锅内，加冰糖少许，清水适量，慢火熬煮 3 小时后服食。用于阴虚痰热者。

葱姜大米粥：葱白 3 条，大米 30 克，生姜 2 片。将葱白、生姜、大米一起入锅，加适量水煮成粥。趁热食用。该偏方适用于风寒闭肺型肺炎患者。

芦根银花饮：鲜芦根 60 克，金银花 30 克，薄荷 10 克，白糖适量。将鲜芦根、金银花放入锅中，加适量水煎 15 分钟，然后下薄荷煎 3 分钟，滤渣取汁，加适量白糖调匀即可。待温饮服，每日 1 剂。这道偏方有利于清肺散热，适用于风热袭肺型肺炎。

按摩穴位改善慢性肺炎

1. 点按天突穴：颈部前正中线上，胸骨上窝凹陷的中央。用左手指指尖点于天突穴，指力沿胸骨柄的后缘向下点不动 1 分钟，力度以不影响呼吸为佳。经常按摩天突穴可起到宣通肺气、通经活络、降气化痰的作用，可帮助缓解咳嗽、咽喉肿痛、支气管哮喘、支气管炎、咽炎、扁桃体炎、肺炎等。

2. 按揉涌泉穴：位于足前部凹陷处第 2、3 趾趾缝纹头端与足跟连线的前三分之一处，是肾经的首穴。常按揉涌泉穴可增强肾气，从而提高机体免疫力。

3. 按揉膻中穴：在胸部正中线上，两乳头连线与胸骨中线的交点。以左手大鱼际或掌根贴于穴位，逆时针方向按摩 2 分钟，以胀麻感向胸部放散为最佳。膻中主一身之气，刺激膻中，可以理气止痛，经常按摩可以改善呼吸困难、咳嗽、胸部疼痛、肺炎等症状。

4. 按压大椎穴：位于颈部下端，第七颈椎棘突下凹陷处。若突起骨不明显，可活动颈部，不动的骨节为第一胸椎，约与肩平齐。深呼吸，用食指缓缓用力按压大椎穴，缓缓吐气，持续数秒，再慢慢放手，如此反复操作 10 ~ 15 次。常按此穴可驱风解热，改善肺炎有一定功效。

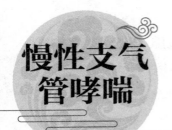

慢性支气管哮喘

雪梨川贝汤，止咳喘先润肺

慢性支气管哮喘就是我们常说的哮喘，主要症状表现为反复发作的咳嗽、咳痰、胸闷气短或伴有喘息，发作时间长。我国秋冬季节常见病排行榜中，老年慢性支气管哮喘高居第二位，多发于中老年人以及北方寒冷地区，症状冬重夏轻，遇寒加重，遇暖缓解。慢性支气管哮喘拖的时间过长，很容易损伤肺泡细胞，导致肺气肿，严重者有可能因为呼吸衰竭而危及生命。

随着年龄的增大，人体的抵抗力下降，因此呼吸道很容易出现问题，比如慢性支气管哮喘就比较常见。中医认为，慢性支气管哮喘的发作大多与肺、脾、肾三脏有关，多因痰饮内伏、风寒袭肺、痰湿壅阻、肺失宣降等所致。由于肺气根于肾，哮喘日久，肾气虚衰，可出现肾不纳气或上实下虚的症状表现。

下面我们来详细地了解一下慢性支气管哮喘的中医辨证分型：

一、发作期

寒哮证 呼吸急促，喉中哮鸣有声，胸膈满闷如塞，咳不甚，痰稀薄色白，咯吐不爽，面色晦滞带青，口不渴或渴喜热饮，天冷或受寒易发，形寒畏冷，初起多兼恶寒、发热、头痛等表证，舌苔白滑。

热哮证 气粗息涌，咳呛阵作，喉中哮鸣，胸高胁胀，烦闷不安，汗出，口渴喜饮，面赤口苦，咳痰色黄或色白，黏浊稠厚，咯吐不利，舌质红，苔黄腻。

二、缓解期

肺虚证 喘促气短，语声低微，面色白，自汗畏风，咯痰清稀色白，多因气候变化而诱发，发前喷嚏频作，鼻塞流清涕，舌淡苔白。

脾虚证 倦怠无力，食少便溏，面色萎黄无华，痰多而黏，咯吐不爽，胸脘满闷，恶心纳呆，或食油腻易腹泻，每因饮食不当而诱发，舌质淡，苔白滑或腻。

肾虚证 平素息促气短，呼多吸少，动则为甚，形瘦神疲，心悸，腰酸腿软，脑转耳鸣，劳累后哮喘易发，或面色苍白，畏寒肢冷，自汗，舌淡苔白，质胖嫩，或颧红，烦热，汗出黏手，舌红少苔。

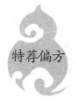

雪梨川贝汤

特荐偏方

做法及用法 雪梨1个，川贝母12克，冰糖10克。将梨去皮，切片；川贝母碾压至碎。将梨、川贝母、冰糖一起倒入锅中，大火煮沸后改用小火慢炖20分钟即可。每日1剂，温服，喝汤吃梨。

这道偏方性偏寒，入肺经，具有清热、化痰、止咳等功效，其中，梨性寒味甘，具有生津润燥、清热化痰之功效，特别适合秋天食用，适用于急性支气管炎、上呼吸道感染患者常见的咽喉干、痒、痛等不适。川贝母是一味治疗久咳痰喘的良药，性寒，味苦、甘，归肺、心经，具有止咳化痰、清热散结等功效，能够宣肺、润肺、养肺阴、清肺热等。另外，这道偏方之所以选择加入冰糖，除了调味之外，更重要的是因为冰糖有助于改善热证。

其他对症小偏方

丝瓜花饮： 鲜丝瓜花10克，蜂蜜15克。丝瓜花洗净，放入茶杯中，冲入沸水，加盖闷泡10分钟，加入蜂蜜搅拌均匀即可。趁热顿服，每天3次。此方有利于化痰下气，可止咳。

干枇杷核冰糖饮： 干枇杷核15克，冰糖适量。将干枇杷核捣碎水煎，加入冰糖调匀饮用。每天饮用1～2次。此方对于辅助改善哮喘效果尚佳。

浮小麦大枣汤： 浮小麦60克，大枣7枚。将浮小麦和大枣一起加水煎汤。睡前半小时服用，每日1剂。此方有利于止咳平喘、敛汗，主治寒热痰喘、大汗不止等病症。

生姜荠菜汤： 鲜荠菜250克，生姜10克。将鲜荠菜洗净切碎，与生姜一同加水煎煮。取汁服食，每日2次。此方有利于温肺祛痰、利气散结。

百合核桃粥： 取百合50克，核桃肉15克，大红枣10枚（去核），粳米50克，共煮粥食。此方有利于润肺止咳，适用于老年人慢性支气管炎属肾虚咳嗽气喘者。

虫草炖老鸭： 取冬虫夏草15克，老雄鸭1只。将虫草放于鸭腹内，加水炖熟，调味食用，连食1个月左右。此方可补体内虚损，擅长于益肺肾、止咳喘。

按摩穴位辅助哮喘

1. 按揉膻中： 膻中位于胸骨正中线，第4肋间隙，两乳头之间的中点处。按摩此穴有调气降逆、清肺化痰之功效。每次用食指或中指指腹按揉3～5分钟。每日3次。

2. 点按天突： 天突位于胸骨上方正中凹陷处，有宣肺化痰之功效。每次用食指或中指指腹点按1～2分钟，注意速度不要太快，每日3次。

3. 按揉丰隆： 丰隆位于小腿前外侧，外踝尖上8寸处，具有化痰湿、和胃气的功效。每次按揉1～2分钟，每次3次。

4. 点按少商： 少商位于拇指末节桡侧，距指甲根1分处，具有通经气、清肺逆、利咽喉的功效。每次用拇指指腹点按1～2分钟，每次3次。

5. 按揉鱼际： 鱼际位于第一掌骨中点之桡侧，赤白肉际处，具有化痰、清肺之功效。每次用拇指指腹按揉1～2分钟，每日3次。

6. 按揉列缺： 列缺位于桡骨茎突上方，腕部横纹上1.5寸处。用食指指腹按揉1～2分钟，每日3次。

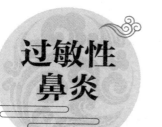

过敏性鼻炎

多喝辛夷花茶，鼻子不过敏

万物复苏的春天，是众多呼吸道疾病发生的高峰期，而作为人体呼吸"最精巧的空调机"——鼻子的健康也显得尤为重要。生活中有部分人因为过敏性鼻炎的困扰导致工作和生活都很不方便。过敏性鼻炎是很多人有过的经历，尤其是在季节交替、花粉多的季节里，症状就会更严重。老年人得了过敏性鼻炎会引发多种并发症，所以日常生活中我们应该及早预防其发生。

过敏性鼻炎，多为反复发作的鼻部不适症状，表现为鼻痒、打喷嚏、流鼻涕、鼻涕清稀且量多、鼻塞等症状。一般情况下，该病症都会有发作史，症状好得快也去得快，症状消失后常常表现出常态。

中医认为，肺主皮毛，肺气亏虚的人通常有卫表不固之证，风、寒等邪气易进入体内，所以过敏性患者往往伴有容易感冒、畏寒、怕风、易出汗、气短、面色苍白等不适。从某种程度上说，过敏性鼻炎有内因与外因之别。内因主要是脏腑功能是否正常，一旦脾、肺、肾等脏器出现问题，再外感风寒邪气，就会导致病发。

首先，脾为先天之本，气血生化之源，脾虚便会运化失职，导致湿气在体内蕴结，最终影响了肺气，出现过敏性鼻炎症状，并伴有疲劳、气短、食欲差、大便稀等。

其次，肾乃全身阳气之根，肾虚则容易导致肺虚，进而使过敏性鼻炎患者同时还存在畏寒、手脚冰冷、头晕、耳鸣、夜尿频多等不适。

从中医理论角度看，过敏性鼻炎的辨证分型主要有以下几种：

肺气虚 鼻窍奇痒，喷嚏连连，平素易感冒，兼有气短、懒言、面白，舌淡红、苔薄白，脉弱。

（脾气虚）鼻甲肿胀，鼻塞较重，鼻涕量多，全身兼有纳呆（纳呆是指消化不良、食欲不振，进食后有饱滞之感的症状）、腹胀、便溏，舌淡胖，舌苔白，脉细弱。

（肾阳亏虚）鼻炎日久不愈，可兼有四肢不温、腰膝酸软、小便清长，舌淡，舌苔白润，脉沉细。

（肺经伏热）常在热天发作，伴咳嗽、口干烦热，舌红、苔黄，脉数。

过敏性鼻炎虽然算不上什么大病，但很多人会觉得痛苦不堪，严重影响个人生活与工作，所以尽快改善它实乃当务之急。

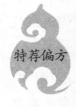

辛夷花茶

特荐偏方

（做法及用法）辛夷花2克，紫苏叶6克，茶叶3克。将辛夷花、紫苏叶、茶叶一起倒入茶包中，将茶包放入茶杯中，倒入沸水冲泡，浸泡3分钟左右，取出茶包，温服即可。每日1剂，代茶频饮，7日为1个疗程。

该偏方中的辛夷花性温味辛，入肺、胃经，有利于祛风寒、通鼻窍，经常用来辅助调理风寒头痛、鼻塞、鼻流浊涕等不适。紫苏叶则主要用于散寒解表、理气宽中。加入了一味茶叶，有利于清利头目。三者搭配使用，散寒通窍、醒脑提神的功效明显，专门用来辅助调理感冒头痛、鼻塞流涕、急慢性鼻窦炎以及过敏性鼻炎等病症。

其他对症小偏方

猪肚粥：将白术、紫苏叶放入锅中，加入适量清水，煎煮，取汁。另起锅，将猪肚片、药汁、粳米一起倒入锅中，大火煮沸后改用小火熬煮成粥，加入生姜片稍煮即可。每日1剂，分2次食用。该偏方有利于养脾胃、补五脏、补虚损等，适用于脾气虚型鼻炎患者。

神仙粥：生姜6克，连须葱白6根，糯米60克，米醋10毫升。先将糯米淘洗干净；将生姜洗净后切片，葱白洗净后切段。将糯米、生姜片、葱白段一起倒入锅中，加入适量清水，大火煮沸后改用小火慢煮，待粥将熟时调入米醋，稍煮片刻即可。温服，每日 1 剂，早晚分服。该偏方有利于驱寒、暖中，适用于肺气虚型过敏性鼻炎。

按摩法 + 滴鼻法，共同防治鼻炎

一、按一按，鼻炎不再犯

1. 按摩：用双手的食指按摩鼻两侧的迎香穴，以发热为宜；双手摩擦，手掌发热后，用双手手掌上下摩擦腰骶部两肾及脊柱间，每次 100 ~ 200 下，随时都可以做。

2. 揉迎香、鼻通、印堂，捏鼻、擦鼻翼各 1 ~ 2 分钟，每日早晚各 1 次。可散鼻的局部郁热以通鼻窍。

3. 经常捏鼻、擦鼻翼，可促进鼻部血液流通，改变局部血液循环

4. 按摩眼眶。两眼下的眼框骨边上有个很浅的小坑，用双手食指按住此处，稍微用力上下揉动，每次 100 ~ 200 下，每天不少于 2 次，坚持一段时间即可生效。

二、滴鼻洗鼻，鼻子不过敏

1. **盐水洗鼻法**：将 2 勺食盐倒入适量清水中，调和均匀，再用棉棒蘸取适量盐水，放置在鼻孔内，用鼻子吮吸盐水即可。每日早晚各清洗 1 次。

2. **大蒜敷鼻法**：将大蒜洗净，捣烂，再用纱布包裹好，挤压出汁。将大蒜汁液滴入鼻孔内，每次滴 2 滴即可，再用手轻轻按压两侧鼻翼，使鼻孔均匀地沾到大蒜汁即可。

3. **滴香油法**：香油适量。用吸管吸取少量香油，直接滴鼻孔内，大约 5 滴即可，每日滴鼻 3~5 次即可。若鼻塞严重，则不宜滴香油。

4. **滴苦葫芦子酒**：苦葫芦子 30 克，白酒 150 毫升。将苦葫芦籽捣碎，置于干净酒瓶中，用白酒浸泡，1 周后开封，去渣备用。用时取少许滴入鼻中，每天使用 4 次。

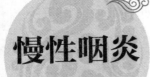

慢性咽炎

罗汉果泡茶，嗓子变清爽

　　咽喉是人体抵御疾病的大门，一旦大门失守就会殃及到其他脏腑。咽部脆弱，经不住冷风、烟雾的侵扰，过度使用或刺激会引发不适症状，因此应注意日常呵护。很多人清晨起床，总是感到嗓子里面有异物，可是咳也咳不出来，不过很多人都不当回事，其实这是慢性咽炎的症状。本病多见于中老年人，病程较长，症状顽固，不易治愈。

　　众所周知，咽炎高发期一般在秋冬时分，然而随着人们生活水平的提高，空调被广泛使用，夏季咽炎也因此高发。空调房为封闭环境，空气流动性较差，致使室内温度、湿度适合病菌的繁衍、生长。在这样的环境中，极易诱发咽喉炎、扁桃体炎等上呼吸道疾病，抵抗力差的人甚至会患上热伤风。

　　中医指出，慢性咽炎相当于中医的"虚火喉痹"，肺肾阴虚导致的虚火上升、咽喉失养最为常见。火从哪里来？引起"上火"的原因不外乎两个：其一是各种热邪，比如各种细菌、病毒等侵犯机体；其二是身体抵抗力减弱时，病邪趁虚而入，如身体过度劳累，休息不好，或受冷、淋雨等使抵抗力下降等。冬春之交，天气变化无常，空气干燥，是易引起慢性咽炎的季节。

　　此外，饮食也是诱发此病的主要原因，中医认为食物有五味，归五脏，吃了某些热性食物，如果加上自己的体质因素，就会导致机体的改变。例如过量食用葱、姜、蒜、辣椒等热性食物，贪食羊肉等温热食物都会上火。其实，五脏六腑之火都会上冲口喉部位，尤以心火和胃火上冲咽喉最为常见。慢性咽炎一年四季都发病，虽不是大病，却让患者备受困扰。

　　按照辨证分型理论，慢性咽炎基本可以归纳为以下类型：

阴虚火炎型 咽部不适，痛势隐隐，有异物感，黏痰量少，伴有午后烦热，腰腿酸软，舌质红。

痰阻血瘀型 咽部干涩，痛呈刺痛，咽肌膜深红，常因频频清嗓而恶心不适，舌质红，舌苔黄腻。

阴虚津枯型 咽干甚痒，灼热燥痛，饮水后疼痛可暂缓，异物感明显，夜间多梦，耳鸣眼花，舌质红且少津。

罗汉果茶

特荐偏方

做法及用法 罗汉果适量。将罗汉果打碎，放入杯中，倒入开水冲泡3分钟左右即可。温服，代茶频饮，每日1剂。

这道偏方有利于改善慢性咽炎引起的咽痛、咽痒等不适。罗汉果性凉、味甘，入肺、脾经，具有清肺润肠、清热通便之功效，被人们亲切地称为"神仙果"。罗汉果一般都是用来泡水喝，适用于肺火燥咳、咽痛失音等不适，尤其对烟酒过度引起的声音嘶哑、咽干口渴等更为有效。常喝罗汉果茶，可有效保护嗓子，对慢性咽炎有好处。

其他对症小偏方

鲜荸荠汁：鲜荸荠适量。鲜荸荠洗净去皮切碎，用干净纱布绞取汁用，随饮不拘时量。该偏方有利于清热利咽、化痰消食。

百合全鸭：干百合30克，净老雄鸭1只，姜、葱、盐、酒各少许。将百合佐姜、葱，装入雄鸭腹内，加上盐、酒，放锅内蒸熟。佐餐食。该偏方适用于阴虚型慢性咽炎。

萝卜生姜汁：生白萝卜500克，白糖20克，生姜片10克。将生白萝卜洗净，切块，与生姜片一同绞汁。加入白糖，混合后服用。每天服1剂，分2次服完。该偏方对痰阻血瘀型慢性咽炎有效。

按摩、足浴来改善咽炎

一、按摩推拿，去除咽炎

1. 耳穴压丸：主穴：耳、咽喉、下屏尖、缘中。配穴：肺阴不足加肺、对屏尖；肾阴亏损加肾、神门；胃腑积热加胃、脾。以主穴为主，若有相关症状再加配穴。消毒后，取 0.7 厘米 × 0.7 厘米的麝香止痛膏，将王不留行子置于止痛膏的中心，然后贴于穴位并用拇指和食指按压，以患者有疼痛感和耳廓充血为度，每日按压 2 ~ 3 遍。每日换 1 次，每次只贴 1 次，两侧轮换。10 次为 1 个疗程。

2. 推拿：取夹喉、天突、膻中、风池、风府。取坐位，医者用右手拇指与食、中二指相对轻柔着力，拿推夹喉穴，自上而下往返拿推 10 ~ 20 分钟，再用一指禅手法推天突、膻中各 2 分钟。最后医者站立于患者背后用右手拿推双侧风池穴 2 分钟，用拇指点按风府穴 10 次。患者若有咽部疼痛出现可以分别按揉两侧曲池、合谷各 10 次，每周 3 次，6 次为 1 个疗程。

二、经常泡脚，咽炎全消

1. 地黄桂枝足浴方：取生地黄、玄参、麦冬、桔梗、香附、丹参、黄芪、川芎、桂枝各 30 克。将以上药材用清水浸泡 30 分钟，加水至 3000 毫升煮沸，再用小火煮 30 分钟去渣取汁，倒入盆中，先用热气熏蒸双足，待温热时足浴 30 分钟即可。

2. 艾叶足浴方：取艾叶适量，然后加适量水煮沸，倒入盆中，待温热时足浴，泡到全身微微出汗即可。每天 1 次，连泡 2 ~ 3 次。

3. 西瓜皮足浴方：取西瓜皮 60 克，金银花 20 克，冰片 20 克。将以上药材放入 3000 毫升水中浸泡 3 小时，然后煎煮 20 分钟，滤出药液倒入盆中，先放双脚熏蒸，然后足浴。每天 1 次，每次 30 分钟，10 天为 1 个疗程。此方可去火凉血。

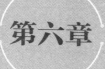

第六章

泌尿系统疾病小偏方，顺畅排泄全身轻松

泌尿系统各器官（肾脏、输尿管、膀胱、尿道）都可发生疾病，并波及整个系统。泌尿系统疾病既可由身体其他系统病变引起，又可影响其他系统甚至全身。人到中老年难免患上泌尿系统疾病，但也不要太担心，只要平时注意预防，患病及时治疗就可以。本章特别提供一些泌尿系统疾病的小偏方，供大家参考使用。

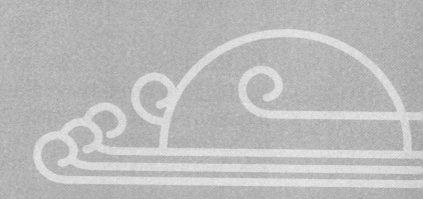

尿道炎

绿豆粥清热利湿

尿道炎为女性的多发病，然而中老年人不要以为只有年轻女性才容易患上尿道炎，其实上了岁数的人若是护理不当也比较容易染上尿道炎。一般而言，女性由于特殊的生理结构，比男性更容易感染尿道炎。因此，养成良好的卫生习惯，定期检查，是预防尿道炎的好方法。

从中医角度看，尿道炎多因湿热毒邪入侵，或体内精气虚弱、津液运行紊乱，导致湿热毒邪等久滞不散，气血运行不畅，肾脾失司，最终致病。按照中医辨证理论，尿道炎一般可以分为以下几型：

膀胱湿热型 恶寒发热，尿频，尿急，尿痛，小腹胀痛，腰酸，舌苔黄或白腻。

肝胆郁热型 寒热往来，烦躁不安，胸胁胀痛，食欲减退，口苦呕吐，舌苔黄白相间。

胃肠湿热型 持续发热，汗出而不解，口气秽浊，口渴欲饮，腹痛便秘，小便短赤，舌苔黄腻。

肾阴不足型 湿热留恋，低热盗汗，头晕腰酸，咽干唇燥，尿少色黄，或有尿频，尿急尿痛，舌质红，无苔或少苔。

脾肾阳虚型 湿热未清，尿频、尿急、尿痛等症反复发作，神疲乏力，面浮肢肿，肢冷腰痛，舌淡，舌苔薄白。

绿豆粥

特荐偏方

做法及用法 绿豆 50 克，粳米 70 克，白糖适量。将绿豆洗净，用水浸泡 8 小时，武火炖沸后改用文火煮至绿豆表皮破裂，加入粳米继续熬煮至烂，加入白糖即可。作早餐及午后点心食用，连服 5～7 日。

绿豆味甘，性凉，入心、胃经，具有清热解毒、消暑除烦、止渴健胃、利水消肿的功效。而且绿豆中含有丰富的蛋白质、维生素和微量元素，营养价值甚高，是一种健康实用的天然食品。粳米同样具有很高的营养价值，是补充营养素的基础食物，可提供丰富的 B 族维生素，具有补中益气、健脾养胃、益精强志、和五脏、通血脉、聪耳明目、止烦、止渴、止泻等功效。将两者煮粥食用，具有明显的清热、解毒、利湿等作用，适宜膀胱湿热型尿道炎患者，对预防与改善尿道炎有一定的好处。

其他对症小偏方

茯苓粟米粥：茯苓、薏苡仁各 15 克，粟米、桑椹各 10 克，红枣 3 个，大米 50 克，冰糖适量。先将茯苓研细，薏苡仁浸泡 3 小时，红枣去核备用。大米淘净，加水适量煮沸后，调入茯苓、桑椹、红枣、薏苡仁、粟米，共煮成粥，待粥熟时加入冰糖调味即可。该偏方适宜脾肾阳虚型的尿道炎患者，有利于改善小便频数、淋漓不尽、腰膝酸软等不适。早、晚分服，连服 5～7 日。

神仙粥：粳米 100 克，山药 60 克，芡实仁 30 克，韭菜子 15 克，白糖适量。山药去皮、切片，芡实仁捣成渣。将芡实仁、韭菜子、粳米一同入锅煮粥，熬煮至六成熟时，加入山药片，继续熬至粥稠，加白糖调味。早、晚空腹食用。适用于脾肾阳虚型尿道炎。

患了尿道炎补水很重要

尿道炎患者应增加饮水量，保证体液平衡并排出足够尿量，每日尿量至少要保证 1500 毫升。这是因为进液多排尿多，可使尿路得到充分的冲洗，帮助细菌及炎性分泌物快速排出体内，并有利于降低肾髓质及乳头部的高渗状态，避免细菌的滋长繁殖。部分高热、消化道症状明显者还可以直接进行静脉补液，保证摄入足够的热量与水分。

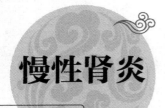

慢性肾炎

黄芪炖甲鱼益气养阴

慢性肾炎又称为慢性肾小球肾炎，是由多种原因引起的原发于肾小球的一组免疫性疾病，其症状表现主要有血尿、水肿、高血压等。

中医认为，本病的发生主要是由于风寒、风热、热毒、湿热等病邪反复入侵，加之内伤七情、饮食不节、酒色劳倦等各种因素，脏腑虚损，特别是肺、脾、肾三脏功能失调，使体内水精散布及气化功能发生障碍，而外邪反复感染，最终引起脏腑之间、正邪之间的恶性循环。从中医证型角度看，慢性肾炎基本可以分为以下几型：

肺肾气虚型 面浮肢肿，面色萎黄，少气无力，易感冒，腰脊酸痛，舌淡苔白润，有齿印。

脾肾阳虚型 浮肿明显，面色苍白，畏寒肢冷，腰脊酸冷或胫酸腿软，足跟痛，神疲，纳呆或便溏，性功能低下或月经失调，舌嫩淡胖，边有齿印。

肝肾阴虚型 目睛干涩或视物模糊，头晕耳鸣，五心烦热，口干咽燥，腰脊酸痛或梦遗，或月经失调，舌红少苔。

气阴两虚型 面色无华，少气乏力或易感冒，午后低热或手足心热，口干咽燥或长期咽痛，咽部黯红，舌质偏红少苔。

黄芪炖甲鱼

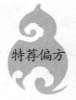

特荐偏方

做法及用法 甲鱼1只，生黄芪60克。先将甲鱼放在热水中，任其自由游动，待其排尿后再宰杀，然后洗净，再将甲鱼、生黄芪一起入锅，加水适量同煮，煮至甲鱼烂熟即可。佐餐食用，可分2～3日服完。

黄芪性温，味甘，善入脾、胃经，为补中益气的要药。黄芪补益元气的作用虽然比不上人参，但更擅长于补气升阳、益卫固表、托疮生肌、利水退肿。甲鱼肉性平，味甘，归肝经，具有滋阴凉血、补益调中、补肾健骨、散结消痞等作用。将黄芪与甲鱼一同炖汤食用，补中益气、滋阴补肾的作用更佳，对于改善因气阴两虚引起的慢性肾炎大有好处。

其他对症小偏方

桑白皮茶：桑白皮 30 克。先把桑白皮的一层表皮轻轻刮去，冲洗干净，切成小段。取一砂壶，盛水，大火煮沸，随即投下桑白皮，煮 3 ~ 5 沸即可离火，闷几分钟即可。代茶频饮，每日 1 剂。

巧用运动改善肾炎

慢性肾炎患者经常被告诫"一定要注意休息，千万别累着！"休息并不等于患者完全不能运动，只是患者在运动时要把握好度。肾炎患者不宜进行高强度的运动，因为可能会加重肾脏损害。而低强度、节奏稍慢一点的有氧运动则有利于保护肾脏。当然，对于平时缺乏运动的人来说，要循序渐进，逐渐增加强度。

1. 走步：走步简单易行，有一双舒适的鞋即可完成。但是患者要根据自己的体质把握好强度。体质差的，可以选择短时间、慢走；体质好的，走步时间可以较长，速度也可以较快些。走步的时间最好固定，一般最佳的锻炼时间是 15：00~19：00，走步时还得保证一定的频率。

2. 慢跑：见效最快，锻炼最全面，运动时间相对较长。患者可以根据自身的情况从快走开始，而且最好结伴而行。

3. 骑自行车：患者应根据运动时的心率来计算效果。一般健康的成年人心率为 60~100 次 / 分钟，患者可根据自身情况来制定锻炼计划，以达到平素心率的 150%~166% 为标准值。

尿频

枸杞芡实猪膀胱汤
改善肾亏虚

尿频是生活中很多人都会遇到的问题，给人带来不少麻烦。中医认为肾主水，膀胱贮藏尿液，因此夜间尿多、尿频的主要原因就在于肾与膀胱出问题了，换言之就是肾与膀胱功能失职了，从根本上说是阳气虚衰引起的。中老年人往往肾阳不足，膀胱的气化功能容易失调，水道便会不利，于是就会经常出现尿频、尿急以及夜尿增多、淋漓不尽等现象。

尿频的中医辨证分型如下：

（膀胱湿热型）小便频数，尿急尿痛，尿道灼热感，小便短黄浑浊，口干而黏，小腹胀满，大便秘结，或见发热恶寒，舌红苔黄腻。

（肾阴亏虚型）尿频而短黄，伴眩晕耳鸣，咽干口燥，颧红唇赤，虚烦不寐，腰膝酸软，骨蒸劳热，五心烦热，盗汗，大便硬结，舌红苔少。

（肾气不固型）尿频而清长，或兼尿遗失禁，伴面色㿠白，头晕耳鸣，气短喘逆，腰膝无力，四肢不温，舌质淡胖，舌苔薄白。

（肺脾气虚型）尿频清长，或伴遗尿失禁，兼见唇淡口和，咳吐涎沫，头眩气短，形寒神疲，大便稀，舌淡苔白。

枸杞芡实猪膀胱汤

特荐偏方

（做法及用法）猪膀胱 1～2 具，枸杞子、芡实各 30 克，盐少许。猪膀胱去油脂及血水并洗干净，然后将枸杞子、芡实装入洗净的猪膀胱内，用细线扎紧，入锅，加水适量，用文火慢炖 1 小时左右，加入盐调味，煮熟即可。佐餐食用，连服 7 日。

枸杞子味甘，性平，具有滋阴补血、益精明目、滋补肝肾、增强免疫力等作用，中医常用它来辅助改善因肝肾阴虚或精血不足引起的头昏目眩、腰膝酸软、阳痿、早泄、遗精、白带过多及糖尿病等病症。芡实味甘、涩，性平，归脾、肾经，为滋养强壮之物，有利于补中益气，适用于慢性泄泻、小便频数、梦遗滑精、虚弱、遗尿、老年人尿频、妇女白带多以及腰酸等病症。猪膀胱味甘、咸，性平，无毒，入膀胱经，可有效改善尿频、遗尿等症状。三者搭配在一起，有利于增强补肾、益肾的功效，适用于肾虚引起的尿频。

其他对症小偏方

猪肾白果粥：猪肾 1 对，白果仁 15 克，大米 100 克。将猪肾对半剖开，取出筋膜，洗净后切成薄片；白果仁捣碎，和大米一同放入锅内，加水适量，小火煮粥，待大米将熟时放入猪肾，大火烧开后改小火再煮 20 分钟左右即可。每日 1 剂，分 2 次吃完，7 天为 1 个疗程。该偏方有利于减轻尿频症状。

益智仁覆盆子汤：益智仁 20 粒，覆盆子 10 粒。益智仁用盐水拌匀，微炒，取出放凉，与覆盆子一同入砂锅内，加水，小火煎煮，滤渣取汁。每日 1 剂，连服数日。该偏方有利于缓解尿频症状。

按摩改善尿频

1. 按揉关元穴：关元穴位于人体前正中线的任脉上，肚脐下方 3 寸处。用中指按揉此穴，以穴位点甚至整个腹部有酸胀感为宜，每次 5 分钟，每日睡前进行。也可以与曲骨穴配合同时按摩，即用食指、中指分别按摩关元穴、曲骨穴，每日 5 分钟。

2. 按揉腰眼：腰眼穴位于后腰部，与两侧髂嵴相平，人体后正中线旁 3.5 寸，两侧各 1 穴。按摩时，患者坐于凳子之上，两手握拳置于腰后，用拇指突出的关节按住腰眼，做旋转用力按揉，至感觉酸胀为宜，每日 50 次。

尿失禁

枸杞红枣鸡蛋汤
改善肾虚引起的尿失禁

尿失禁在中老年人群中并不稀奇，是自然衰老过程中脏腑功能逐渐衰弱的外在表现。中医认为，中老年性尿失禁多因肾气虚寒、肺脾气虚、肝肾阴虚、膀胱蓄热等引起。随着年龄的增大，机体内肾气亏损，肝肾、脾肺乃至膀胱功能的衰退都有可能引起尿失禁。

枸杞红枣鸡蛋汤

特荐偏方

做法及用法 取鸡蛋2个，枸杞子20克，红枣4颗。鸡蛋煮熟，去壳；枸杞子与红枣冲洗一下，一起放入砂锅内，加水适量，小火煎煮，再放入鸡蛋稍微煮一下。吃蛋喝汤，隔日1次，连服3次即可。

枸杞子味甘、性平，具有滋阴补血、益精明目、滋补肝肾、增强免疫力等作用，适用于肝肾亏虚导致的头昏目眩、腰膝酸软、阳痿早泄、遗精、白带过多及糖尿病等病症。红枣味甘，性温，归脾、胃经，具有补中益气、养血安神的作用。二者搭配，再加上营养丰富的鸡蛋，补肾益肾、补中益气的作用更强，经常食用的话有利于改善中老年人肾虚引起的尿失禁症状。

 ### 其他对症小偏方

山药甲鱼汤：山药15克，枸杞子10克，甲鱼1只，生姜、盐、黄酒各适量。甲鱼宰杀，清洗干净后与山药、枸杞子一同炖煮，煮熟后加入生姜、盐、黄酒调味即可。该偏方有利于滋阴补肾、益气健脾，适用阴虚体弱的尿失禁患者。

第七章

身心疾病小偏方，
神清气爽不难受

身心疾病主要是由于机体的生理变化而使得心理、行为等方面也产生了变化，具体包括失眠健忘、神经衰弱、更年期综合征等疾患。这类疾病看似挺严重，实则只要调节好心理状态，基本就可以得到缓解甚至治愈。对此，本章针对身心上的一些小毛病专门给出了一系列对症食疗小偏方，希望对您的身心健康起到一定作用。

失眠

蒲公英汤
降肝火助睡眠

失眠属于一种长时间睡眠质与量不足的病理表现，主要表现有：难以入睡、入睡后易醒、醒后难以再次入睡、多梦、睡眠不深、早醒、彻夜不眠等。《黄帝内经》中将失眠症称为"不寐"或"不得眠"。而人上了一定岁数，身体各项机能开始逐渐退化，失眠便成为不少中老年人的常见病。

众所周知，人体有阴阳之分，只有当阴阳处于协调状态时，身体才会健康。一旦阴阳失衡，如阴盛阳衰或阴阳失交，那么不寐就会产生。换句话说，一方面，阴气过于虚弱，阳气无法摄纳，不寐出现；另一方面，阳气过于亢盛，阴气不能进入体内，不寐也会出现。对此，《黄帝内经》中有这样的描述："阴者，藏经而起亟也；阳者，卫外而为固也。阴不胜其阳，则脉流薄疾，并乃狂。阳不胜其阴，则五脏争气，九窍不通。"可见，阴阳失和是失眠发病的关键所在。从中医角度看，失眠的原因多为情志所伤、劳逸失度、久病体虚、五志过极、饮食不节等，以七情内伤为主要病因，其涉及的脏腑不外心、脾、肝、胆、肾。其病机总属营卫失和，阴阳失调为病之本，或阴虚不能纳阳，或阳盛不得入阴。

以下是失眠的辨证分型：

心脾两虚型 由于年迈体虚，劳心伤神或久病大病之后，引起气虚血亏，表现为多梦易醒，头晕目眩，神疲乏力，面黄色少华，舌淡苔薄。

阴虚火旺型 多因身体虚亏，纵欲过度，遗精，使肾阴耗竭，心火独亢，表现为心烦不寐，五心烦热，耳鸣健忘，舌红。

肝郁化火型 多由恼怒烦闷而生，表现为少寐，急躁易怒，目赤口苦，大便干结，舌红苔黄。

痰热内扰型 常由饮食不节，暴饮暴食、恣食肥甘生冷，或嗜酒，导致肠胃生热，痰热上扰。表现为不寐、头重、胸闷、心烦、嗳气、吞酸、不思饮食，苔黄腻。

心胆气虚型 多由于突然受惊，或耳闻巨响，目睹异物，或涉险临危导致，表现为噩梦惊扰，夜寐易醒，胆怯心悸，遇事易惊，舌淡。

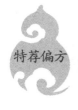

蒲公英汤

特荐偏方

做法及用法 鲜蒲公英 50 克（干品 30 克）。将蒲公英加水 500 毫升，大火煮沸，再换小火煮约 5 分钟，滤渣取汁。代茶饮，每日 1 次，连饮 3 周即可见效。

本品具有养阴清热、清心安神之功效，对肝郁化火型失眠尤为有效。《本草经疏》中有言："蒲公英味甘性平，为解热凉血之要药。主妇人乳痈肿乳毒，并宜生暖之良。"从西医角度看，蒲公英富含蒲公英固醇、蒲公英苦素、肌醇和莴苣醇，以及 17 种氨基酸等，具有清热解毒、消肿散结的作用。其次，蒲公英入肝、胃经，具有清热、解毒、降肝火等作用，用它来煮茶饮用，对改善因肝火旺引起的失眠症状大有好处。如果担心蒲公英茶不好喝，可以适当加点蜂蜜调味。

其他对症小偏方

银耳莲子羹： 银耳 10 克，莲子 25 克，冰糖适量。银耳用水泡发，洗净，放入砂锅中慢炖，再放入莲子炖 30 分钟左右，放入冰糖稍煮，至银耳酥烂、汤成糊状即可。睡前 2 小时服食。经常食用，有利于改善因阴虚火旺引起的失眠症状。

双仁粥： 酸枣仁 10 克，粳米 100 克，柏子仁 10 克，红枣 5 颗，红糖适量。水煎酸枣仁、红枣、柏子仁，滤汁去渣，与粳米煮粥，熟后加入红糖。每天 2 次，空腹热食。补血养心、健脾益气，对改善失眠有好处。

典型穴位按摩助睡眠

1. 失眠穴： 此穴位又被称为"百敲穴"，位于脚后跟的中间位置。按摩时可以利用拳头进行锤击，大概 100 次，就可以帮助入眠。

2. 完骨穴： 在我们耳垂后有一凸骨，被称作"乳突"，"乳突"下沿后缘处，仔细触摸，有浅凹处，按压有震动感，就是"完骨穴"。用大拇指揉按此穴即可促进睡意的到来。

3. 印堂穴： 在两眉毛的中央位置。用大拇指适度推摩 2~3 分钟，可以舒缓紧张的神经，缓解失眠情况。

4. 三阴交穴： 在内踝上 3 寸，胫骨的后缘部位。用大拇指指腹适度按揉该穴 3 分钟左右，有助于入睡。

5. 涌泉穴： 在前 1/3 脚底凹陷部位。用手指指腹按揉该穴位 100 次左右，有助于辅助改善失眠，提高睡眠质量。

医生叮咛

巧吃有助睡眠的食物

1. 龙眼。味甘、性温，具补心益脑、养血安神之功效。临睡前饮用龙眼茶或取龙眼加白糖煎汤饮服均可，对改善睡眠有益。

2. 苹果。富含糖类、果胶、蛋白质、苹果酸、奎宁酸、柠檬酸、酒石酸、胡萝卜素、B 族维生素、维生素 C、钾、锌、铁、磷、钙等多种元素。芳香成分中含醇类 92%，羰类化合物 6%，苹果浓郁的芳香对人的神经有很强的镇静作用，能催人入眠。

3. 桑葚。味甘性寒，能养血滋阴、补益肝肾，常用来改善眩晕失眠。取桑葚水煎取汁，入陶瓷锅内熬成膏，加蜂蜜适量调匀贮存，每次 1~2 匙，温开水冲服。

慢性疲劳综合征

人参菊花茶
缓解您的疲劳

疲劳是一种信号，它提醒人体已经超过正常负荷，应该进行调整和休息了。如果长时间处于疲劳状态，人体多半就会出现慢性疲劳和过度疲劳等不适进而形成慢性疲劳综合征。

中医认为，脾主肌肉，肝主筋，肾主骨，三者均与疲劳有着密切联系。肝脏可通过疏泄作用调节脾胃运化，调畅气机与情志，因此与身体的疲乏、精神的疲惫等关系最为密切。也就是说，肝、脾、肾三脏功能发生任何异常，均可导致慢性疲劳综合征的发生，表现出以下症状：长期极度疲乏无力、精神疲惫、工作效率降低，并可伴有咽痛、抑郁或烦躁易怒等症状。

按照中医辨证分型，慢性疲劳综合征主要包括以下几种：

气血亏虚型 主要表现为疲乏无力，动则加剧，面色苍白，唇甲无华，心悸失眠，神疲懒言，饮食减少，舌质淡。

肝郁脾虚型 主要表现为疲乏无力，头晕心悸，胸胁胀满，纳呆腹胀，便溏不爽，肠鸣或腹痛欲泻，泻后痛减，舌淡苔薄白。

心脾两虚型 主要表现为疲乏无力，多梦易醒，心悸健忘，头晕目眩，肢倦神疲，饮食无味，面色少华，舌质淡，舌苔薄。

肝肾阴虚型 主要表现为疲乏无力，头晕目眩，耳鸣健忘，急躁易怒，或精神紧张，失眠多梦，五心烦热，咽干颧红，腰膝酸软，甚或遗精，舌红苔少。

心肾不交型 主要表现为疲乏无力，心烦不宁，健忘多梦，心悸怔忡，腰膝酸软，甚或遗精，舌尖红，舌苔薄黄。

人参菊花茶

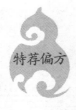

特荐偏方

做法及用法 干菊花4~5朵，人参10克。将人参洗净，切碎，与菊花一同放入茶杯中，倒入热水冲泡，加盖浸泡15分钟左右即可。代茶饮，有利于提神明目、抵抗疲劳。

人参味甘、微苦，性温、平，归脾、肺、心经，具有补气、固脱、生津、安神、益智等作用。菊花味微辛、甘、苦，性微寒，能疏散风热、清肝明目、平肝阳、解毒。将二者泡茶饮用，补气、养肝、明目、提神的作用特别明显，尤其适用于正处于疲劳状态的人群。

其他对症小偏方

枸杞子茶： 枸杞子10克。将枸杞子洗净放入茶杯中，用开水冲泡即可，非常方便。每日1剂，可食枸杞子。该偏方有利于滋补肝肾、益精明目，常用于虚劳精亏、腰膝酸痛等症状。

二精丸： 黄精、枸杞子各1000克，白蜜适量。将二药合并研成细末，炼蜜为丸，如梧桐子大小。每次服30丸，每日1次，饭前温开水或温酒送服。该偏方可助气固精、补肾生血，改善因肾虚引起的疲劳不适。

补中益气粥： 人参3克，当归12克，黄芪20克，陈皮、白术、苡仁各15克，粳米100克。上述中药加水，用小火熬汁，反复3次。药汁与粳米一起入锅，大火煮开后改用小火煮粥即可。温服，每日1剂，分服。该偏方有助于益气健脾，适宜于躯体过劳、体力下降者调养。

黄芪炖鸡： 黄芪30克，陈皮15克，肉桂12克，公鸡1只（处理好）。中药用纱布包好，与公鸡一起放入锅中，小火炖熟，加入盐调味即可。吃肉喝汤，适用于躯体过劳、体力下降等的调养。

自我测试你是不是疲劳了

1. 早晨不想起床，即使勉强起床，也是浑身倦意。
2. 注意力难以集中。

3. 说话懒言懒语，少气无力。

4. 不愿与人交谈，回到家后也常常默不作声。

5. 总想伸懒腰，打哈欠，睡眼惺忪。

6. 懒得爬楼，上楼时常常绊脚。

7. 公共汽车开过来了也不想抢步赶上去。

8. 喜欢躺在沙发上，并把腿抬高，才感舒服些。

9. 四肢发硬，两腿沉重，双手易发抖。

10. 食欲差，不思茶饭，厌油、恶心。

11. 时有心悸、胸闷、厌烦，心中有一种说不出的难受滋味。

12. 经常腹胀、腹泻或便秘。

13. 忘性大，越是眼前的事越易忘记。

14. 不易入睡或早醒，入睡后做梦不断。经常头痛、头晕、耳鸣。

15. 易患感冒，患感冒后迟迟不愈。

16. 不明原因的消瘦，体重逐渐下降。

17. 脾气变坏，爱冒火，烦躁不安。

18. 性生活障碍，性欲减退。

19. 女性月经不调，或者提早闭经。

若有 2~3 项符合表示轻度疲劳，若有 3~4 项符合表示中度疲劳，若有 5~7 项符合则表示重度疲劳。若具备 8 项以上，几乎可以肯定你已经属于慢性疲劳了，应到医院检查治疗，不可延误。

医生叮咛

运动改善疲劳

专家认为，适量运动是缓解疲劳症状的最有效方法。经常运动的人，血液循环会更加通畅。这样能向大脑组织提供更充足的氧气和营养物质，使思维更敏捷。中老年人应每天至少步行 30 分钟，每周至少 5 次，每次运动疲劳时的心率加上年龄不大于 170，建议锻炼时间在餐后 1 小时。只要按照上述方法执行，树立坚强信念，相信你一定会健康起来。

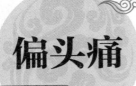

偏头痛

红枣核桃糯米豆浆
镇静安神

随着身体的衰老，人到中年之后总会有头痛脑热的情况出现，其中最折磨人的大概就是偏头痛了！偏头痛在众多头痛类型中属于"大户"，是一类有家族发病倾向的周期性发作疾病。据统计，大约有50%的病人都来源于家族史。另外，这种病痛几乎每个中老年人都经历过，只是重轻缓急不同。

中医认为，本病的病因主要是外感与内伤。其中，外感头痛多以风邪为主，常夹以寒、湿、热邪，上犯于清窍，引起头部经脉堵塞不通而发生头痛。内伤头痛则多见于实证，经常因为肝胆郁热、痰湿上扰、湿热中阻和瘀血阻络等而导致。若是肝血不足或肝肾阴虚则偶尔会表现出头痛之虚证，但比较少见。

按照中医的辨证分型，偏头痛基本可以分为以下几种：

瘀阻脑络型 呈现痛如锥刺，痛处固定，日轻夜重，病程较长，反复发作，经久不愈，健忘心悸，女性有月经失调，舌质紫黯。

风客脑络型 呈现痛因风寒而诱发，呈跳痛或掣痛，舌淡红苔薄白。

肝气郁结型 呈胀痛，多伴眩晕，心烦失眠，两胁串痛，因情绪激动、恼怒而诱发，口苦，舌淡红苔白。

肝阳上亢型 呈胀痛或抽掣痛，痛时面红耳鸣，心烦易怒，舌红少苔。

痰浊上蒙型 呈沉重而昏蒙，胸脘满闷，呕恶纳呆，吐痰涎，舌苔白腻。

肝肾阴虚型 呈现时轻时重，脑空耳鸣，腰膝酸软，咽干口燥，心烦失眠，舌红少苔。

气血两虚型 痛而乏力，遇劳加剧，汗出气短，畏风怕冷；痛而且晕，心悸不宁，面色少华，神疲，舌质淡，舌苔薄白。

[脾肾阳虚型] 日久不愈，劳累或受寒即发或加重，神疲乏力，形寒肢冷，便溏纳差，腰腿酸痛，舌淡胖，舌苔白。

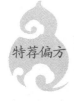

特荐偏方

红枣核桃糯米豆浆

[做法及用法] 黄豆 25 克，糯米 50 克，核桃仁适量，红枣 6 颗。黄豆提前浸泡一晚，红枣去核剪碎；将泡发的黄豆、糯米、核桃仁、红枣一同放入豆浆机中，加水适量，制成豆浆即可。温服，每日 1 剂，随时饮用。

该偏方具有活血化瘀、健脑的作用，对于缓解多种偏头痛症状有效果。其中，红枣味甘，性温，入脾、胃经，具有补中益气、养血安神、缓和药性等功能。核桃仁有着细腻的质感，常被人们称之为"肉"，其药用价值主要集中在仁上，其性温，味甘，无毒，具有健胃、补血、润肺、养神等功效。黄豆则擅长宽中、下气、利大肠、清热解毒等，为食疗佳品。总之，红枣和核桃仁均具有安神、养心的作用，二者同黄豆一起制成豆浆，营养价值更高，且镇静、安神的作用更加强大，尤其善于缓解偏头痛等不适。

 其他对症小偏方

菊花粥：菊花末 15 克，粳米 100 克。将淘洗后的粳米煮粥，待粥将成时调入菊花末稍煮一二沸即可。本偏方有助于清肝火、散风热，适用于肝阳上亢所致的偏头痛。

菊花白芷饮：菊花、白芷各 9 克。将菊花和白芷一起研成细末，将此药末用开水冲泡后代茶饮用。可每日饮 1 剂，分数次饮用。具有疏风清热、解痉止痛的功效，适合各种原因引起的偏头痛。

健忘

核桃枸杞山楂汤
养肝肾健头脑

中医认为健忘是由于脑力衰弱，以记忆力减退、遇事善忘为特征的一种病证。中古医籍将其称之为"喜忘"，正所谓"健忘，或善忘"。从中医理论角度看，健忘往往与心脾不足、肾精亏虚等因素密切相关。其中，心脾主血，思虑过度则极易损伤心脾，导致阴血大量耗损，神明必然会有所失养；而肾精亏虚，则精髓大减，神明同样会有所失养，故而容易引发健忘。从中医辨证分型角度看，健忘可以分为以下几类：

心脾两虚 主要表现为精神疲倦，心慌心悸，失眠多梦，面色萎黄，唇甲淡白，舌淡苔薄白。

肾精亏虚 主要表现为腰酸乏力，遗精早泄，月经不调，头晕耳鸣，烦躁易怒，失眠多梦，舌红少苔。

阴虚火旺 主要表现为健忘，多梦，心烦不寐，五心烦热，午后潮热，盗汗，男子遗精，女子梦交，舌红瘦小，少苔。

瘀痰内阻 主要表现为健忘，头晕而痛，身体困重，胸闷脘痞，心悸不宁，舌黯苔腻。

核桃枸杞山楂汤

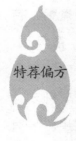

特荐偏方

做法及用法 核桃仁 50 克，枸杞子、山楂各 30 克，菊花 12 克，白糖适量。将核桃仁洗净，磨成浆汁，倒入瓷盆中，加清水稀释，调匀后待用；山楂、菊花洗净，与枸杞子同入锅，加水煎煮 2 次，去渣取汁 1000 毫升；将山楂菊花汁同核桃仁浆汁一同倒入锅内，加入白糖搅匀，置火上烧至微沸即成。代茶频饮，连服 3 ~ 4 周。

枸杞子对诸多病症均有益处，煎汤喝更是有利于补血宁神、补益大脑，对健忘症有一定的改善作用。核桃仁口感比较细腻，具有养神之强大功效。而山楂在补肝益肾方面也是大有益处的，对肝肾不足引起的健忘症状同样具有一定的作用。将三者配在一起煎汤饮服，养肝肾、滋阴补血、固肾的功效更加明显，能够预防与改善肝肾亏虚引起的健忘之症。

其他对症小偏方

玫瑰枣仁炖猪心：猪心1个，酸枣仁20克，玫瑰花10克。将猪心去脂膜，剖开，洗净。将酸枣仁略炒，与玫瑰花一同研为末，纳入猪心内。将灌好药的猪心放入碗内，隔水蒸至熟透。食用时去除心内药末，切片，拌酱料食用。该偏方适用于心血不足所致的失眠、健忘之症。

杞圆膏：枸杞子3000克，龙眼肉2500克。将枸杞子、龙眼肉加水煎成膏。不拘时服用。有利于安神益智、增强记忆等。

五味子酒：五味子50克，60度白酒500毫升。五味子洗净，装入细口瓶中，注入白酒，密封瓶口，每日振摇1次，15天后开始饮用。饭后服用，每日3次，每次3毫升。

按摩穴位改善健忘

1.百会穴：两耳尖往上至头顶的交会点，有一微现凹形处，即是百会穴。用双手按压该穴7秒，再松手，连续操作7次。该穴位有利于醒脑开窍、安神定志。

2.神聪穴：神聪穴共有4个位置，又名"四聪穴"，分别在百会穴的前、后、左、右各1寸处。用双手手指按压该穴7秒，再松手，连续操作7次。适用于头痛、眩晕、失眠、健忘、癫痫等神志病证。

3.风池穴：在头后项，位于颈部后方耳朵下缘往内3指宽的凹陷处。用手掌在后头处来回按摩50次即可。有利于壮阳益气，故而增进记忆。

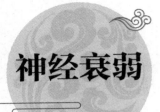

神经衰弱

酸枣仁粥宁心安神

神经衰弱，是现代快节奏生活与工作双重压力下的产物，在现实生活中普遍存在，其中中老年人更是这类疾病的高发人群。严重的神经衰弱者甚至会产生自杀倾向，后果相当可怕，所以我们应给予高度重视。

从中医理论角度看，神经衰弱多是由七情内伤所致，尤其与长期精神抑郁、思虑过度、精神紧张等关系甚为密切。

按照中医辨证分型，神经衰弱基本可以分为以下几类：

心肾不交型 患者可见头昏、失眠多梦、心悸心慌、健忘、心胸烦热、夜间盗汗、咽干，舌尖红、少苔。

心脾两虚型 患者可见失眠多梦、心悸心慌、口淡无味、腹胀胃满、食欲差、大便稀软、全身无力，舌淡红、苔薄白。

肝气郁结型 患者可见情志不畅、思虑过度、郁闷易怒、头昏目眩、易叹气、饮食少，舌苔白。

肾阴虚型 患者可见精神萎靡、睡眠时间短、易醒、注意力不集中、记忆力减退、阳痿早泄、全身乏力无精神，舌淡苔白。

肾阳虚型 患者可见面色㿠白而无光泽、不愿多言、精神萎靡、睡眠时间短而易醒、腰膝酸沉、手足发冷、头晕、自汗、小便次数增多，舌淡胖。

酸枣仁粥

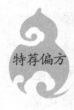

特荐偏方

做法及用法 酸枣仁15克，大米100克。将酸枣仁研为细末，大米淘洗干净；将大米倒入锅内，加水适量，煮粥；待粥快熟时加入酸枣仁末，煮至粥软烂即可。空腹食用，每日1次。

明代李时珍在《本草纲目》中记载，酸枣仁"熟用疗胆虚不得眠，烦渴虚汗之症；生用疗胆热好眠，皆足厥阴少阳药也。"酸枣仁味甘、酸，性平，能滋养心肝，安神，敛汗，将酸枣仁磨粉，加在米粥中确实是一款疗效显著的安神养心粥。

其他对症小偏方

龙眼肉莲子枣仁醋：龙眼肉、莲子、酸枣仁各30克，米醋30毫升。将前3味入锅内，加入清水500毫升，一同煮熟，再倒入米醋，煮3~5分钟即可。每天晚上服1剂。经常服用有利于补益心脾、宁心安神。

枸杞子鸽蛋汤：鸽蛋煮熟去壳，打成碎块。再把枸杞子同鸽蛋碎放人锅内，加适量清水，大火煮沸后，小火煮20分钟，加入白糖适量，再煮沸即可饮用。有助于改善肾阳不足，头昏脑涨，健忘，失眠，神疲无力，畏寒肢冷等神经衰弱症状。

补肾安神茶：五味子、五加皮各6克，冰糖10克。将上述材料一同装入纱布袋中，扎紧口，放入茶杯中，冲入沸水，盖上杯盖闷泡30分钟。代茶饮，具有安神益智、补肾固精之功效，但咳嗽、有实热证的中老年人不宜饮用。

四大安神宁心的穴位

1. **大陵穴：**位于腕掌横纹中点处，掌长肌腱与桡侧腕屈肌腱之间。

2. **神门穴：**在腕部，腕掌侧横纹上尺侧腕屈肌腱的桡侧凹陷处。

3. **内关穴：**位于前臂掌侧，曲泽与大陵连线上，腕横纹上2寸，掌长肌腱与桡侧腕屈肌腱之间。

4. **心俞穴：**在背部，第5胸椎棘突下旁开1.5寸。

按摩时先正坐，依次按摩大陵、神门、内关穴，每个穴位按摩3~5分钟，以局部有酸胀感为宜。然后再俯卧，按揉心俞穴3~5分钟，以局部有胀痛感为宜。

更年期综合征

莲子百合粥清心安神

更年期综合征可以说是人体开始衰老的一个表现，一般女性更年期综合征发生在 45 ~ 55 岁之间，而男性更年期综合征在 60 岁或 60 岁以上才出现，由于没有明显自觉症状，所以多被忽略，但是也不要掉以轻心。例如往常性格很好的人，到了一定年龄，突然性情大变，或者身体出现一些不适，往往就应该考虑是不是进入了更年期。

莲子百合粥

特荐偏方

做法及用法 莲子 40 克，百合（干品）、大米各 30 克。百合碾成粉状；莲子用热水泡软；大米淘洗干净，用冷水浸泡半小时。锅中倒入水，先放入大米、百合，大火烧开后再放入莲子，改用中火继续熬煮至粥熟。佐餐食用。

《本草纲目》认为："莲之味甘，气温而性涩，清芳之气，得稼穑之味，乃脾之果也。"中医认为，莲子性平，味甘、涩，入心、肺、肾经，具有补脾、益肺、养心、益肾、固肠等作用，适用于心悸、失眠、体虚、白带过多等病症。百合入心经，性微寒，能清心除烦、宁心安神。二者一起煮粥食用，可养心益肾、清心安神，适用于更年期女性食用。

其他对症小偏方

核桃黄酒： 核桃仁 20 克，白糖 50 克，黄酒 100 毫升。将核桃仁捣碎，与白糖一起放入锅中，加入黄酒，用小火烧开，再继续煮约10 分钟即可。每日 1 剂，睡前服下，可常食，有利于改善更年期综合征引起的失眠症状。

盗汗

参苓粥改善气虚

医学上将在睡眠中出汗称为"盗汗"。"汗为心液",若盗汗长期不愈,心阴耗损将十分严重。生活中,很多人都会遇到盗汗问题,特别是老年人,入睡则汗出,醒后则汗止,深受困扰。

中医认为,盗汗多因阴虚所致,阴虚则阳亢,阴不御阳,津随液为汗,故常伴有五心烦热、失眠、口咽干燥等症状。盗汗并非皆属阴虚,还可由气虚、阳虚、风劳、血虚、湿热、瘀热、阳热内盛等因素引起。盗汗的主要辨证分型如下:

气虚型 主要表现为盗汗、自汗,心悸眠差,气短神倦乏力,面色无华,舌质淡等。

阴虚火旺型 主要表现为盗汗,口燥咽干,五心烦热,腰膝酸软、舌红苔少等。

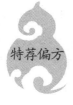

参苓粥

特荐偏方

做法及用法 人参10克,白茯苓20克,生姜5克,粳米100克,食盐、味精各适量。先将人参、茯苓、生姜加适量水煎熬后,去汁取渣待用。然后将粳米淘洗干净,下入药汁内用小火煮粥。煮至粥熟时加入食盐、味精调匀即可。每日1剂,分2次食用。

人参自古被誉为"百草之王""滋阴补生,扶正固本"之极品,味甘、微苦,性温、平,归脾、肺、心经。具有补气、固脱、生津、安神、益智等作用。茯苓味甘、淡,性平,归肝、胃、脾经,经常食用的话有利于健脾去湿、助消化、强体质。将二者作为主材煮粥,补气、健脾的作用更好,适用于气虚盗汗的中老年人。

 **其他对症小偏方**

银耳红枣汤：银耳 30 克、红枣 20 克、冰糖适量。先将银耳用温水泡发，除去蒂头，洗净后撕成小块。红枣洗净撕开。二味药共入锅内加水适量，用小火慢煨至银耳、红枣熟透，放入冰糖溶化调匀，即可出锅食用。每日 1 剂，分 2 次食完，适宜于阴虚盗汗患者。

百合莲子饮：百合 20 克，莲子 30 克，冰糖 30 克。先将百合、莲子洗净，放锅内加适量水，用小火慢慢炖至百合、莲子烂熟，加入冰糖溶化后即可食用。每天 1 次，连服数天，适宜于阴虚盗汗患者。

龙眼人参饮：龙眼肉 30 克，人参 6 克，冰糖适量。将龙眼肉洗净，人参切薄片，然后与冰糖共放碗内，加水适量，置蒸锅内蒸 1 小时左右，取出待凉即可食用。每天分 2 次吃完，每天 1 剂，适宜于气虚盗汗者。

三大穴位按摩防盗汗

中医认为，盗汗是阴虚内热、虚阳上亢、津液不固所致，治疗应以滋阴为主。每按摩足三里、内关、三阴交 3 个穴位也可以缓解盗汗。

1. 足三里：足阳明胃经的主要穴位之一，位于外膝眼下 4 横指、胫骨边缘，按摩足三里能够帮助人们调理脾胃、补中益气、通经活络、扶正祛邪。

2. 内关：按摩此穴能打开人体内在机关，补益气血。内关穴属心包经，位于手腕横纹上 2 寸，是全身强壮要穴之一，可调补阴阳气血、疏通经脉。

3. 三阴交：位于小腿内侧，脚踝上 3 寸处。三阴交穴为足太阴脾经、足厥阴肝经及足少阴肾经的交会穴，肝藏血，脾统血，肾藏精，所以按摩该穴等于调和了这 3 条经脉之气血，气血舒畅，阴阳自然就平衡了。

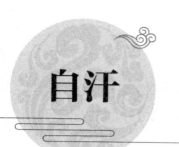

自汗

党芪五味炖猪心补气虚

　　汗是人体的"晴雨表"，异常出汗多和疾病相关。经常自汗，体质虚弱者，多为久病体虚，或为虚劳类疾病。很多中老年人爱出汗，动则大汗淋漓。自汗是中老年人最常见的一种症状。

　　中医认为，汗属于人体五液之一，是由阳气蒸化津液所得。那么，津液又是从何而来的呢？正所谓"津血同源"，津液自然是与血液一同生化而来的。而且，中医理论中以为，气属阳，血属阴，可见，唯有阳气与阴血都充裕的情况下，汗液才能正常排泄。《素问·阴阳别论》有云："阳加于阴，谓之汗。"可见阴与阳哪一方面出了问题都会影响汗液的正常疏泄。

　　汗液是通过肌肤的毛孔排出的，而主管毛孔开合的关键环节在于肺气。这是因为，肺主皮毛，皮肤与毛孔的状态直接由肺功能左右。当肺气处于过于发散状态时，基本上就难以控制毛孔的正常开合，就会引起病理现象，例如自汗。

　　准确地说，肺气不足、阴阳失调、阴虚火旺、邪热郁积等因素均会导致汗液分泌与排泄失常，诱发自汗的出现。

　　按照中医辨证分型，自汗最常见的类型如下：

　　营卫不和型 汗出恶风，周身酸楚，时寒时热，舌苔薄白，脉缓。

　　气虚型 自汗常作，动则益甚，时时畏寒，气短气促，倦怠懒言，面色㿠白，平时不耐风寒，极易感冒，舌质淡，苔薄白，脉缓无力。

　　阳虚型 自汗动则加重，形寒肢冷，纳少腹胀，喜热饮，大便溏薄，面色萎黄或淡白，舌淡苔白，脉象虚弱。

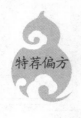

党芪五味炖猪心

做法及用法 党参、黄芪各12克，五味子9克，猪心1个。将上述材料处理干净，加入水适量，隔水炖1小时左右即可。吃肉饮汤，每1~2天食1次。

《本草从新》中有记载，党参"补中益气，和脾胃，除烦渴。中气微弱，用以调补，甚为平妥。"也就是说，党参具有补中益气、健脾益肺的功效，适用于脾肺虚弱引起的气短心悸、食少便溏、虚喘咳嗽、内热消渴等症。黄芪味甘，性温，入脾胃，为补中益气要药。黄芪补益中气的作用虽然不及人参，但长于补气升阳、益卫固表、托疮生肌、利水退肿。另外，五味子具有敛肺、滋肾、生津、收汗、涩精等功效，善于调理自汗、盗汗等病症。猪心为补益上品，具有补虚、安神定惊、养心补血等功效，适宜于自汗之人食用。

可见，上述偏方中所使用的食材分别具有补虚、止汗、养气血的作用，因此对于气虚引起的自汗症状有一定的辅助疗效。

其他对症小偏方

枸杞炖乳鸽：枸杞子20～30克，乳鸽1只，盐适量。将乳鸽去毛及内脏，处理干净，与枸杞子一起入锅，加水适量，隔水炖熟，加入盐调味即可。吃肉喝汤，每日1次。具有补气益血之功效，有利于改善气血不足引起的自汗。

甘麦饮：小麦30克，红枣10枚，甘草10克。将上述材料一起入锅，加水，小火煎煮。每日早晚各服1次，适用于阴血不足引起的自汗。

枇杷叶糯米粽：糯米250克，新鲜枇杷叶若干。将糯米用水浸泡10小时，枇杷叶洗净后去毛，将糯米包粽，入锅蒸熟即可。每天1次，连服4～5天。该偏方具有补中益气、暖脾和胃、止汗的功效，适用于自汗、盗汗、产后多汗等出汗异常疾患。

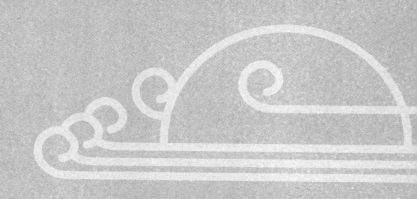

第八章

筋骨、关节病小偏方，让您手脚灵活生活无忧

上了年纪，人体钙流失相对比较快，活动量相对较少，最容易出现的就是筋骨、关节方面的小毛病，这就需要中老年朋友在日常生活中格外注意保养。既要规避外界对筋骨与关节的伤害，还得增强自身的身体素质，从各个方面来增加骨密度，保证筋骨不受伤等。本章专门介绍了一些改善常见关节病的食疗小偏方，希望大家能够从中受益，强健自身的筋骨。

肩周炎

白芍桃仁粥
去血瘀止疼痛

说起肩周炎，很多人可能并不了解，但如果说起肩膀不舒服，估计好多人都知道，尤其是中老年人，因为他们大多都经历过这种痛苦。每到秋冬更替的季节，一些中老年人总是在抱怨肩膀酸痛。

中医认为，人到中年，气血渐衰，肾气不足，若汗出当风，睡卧露肩，风寒湿邪侵入，或外伤治疗不当，或积劳成疾，以致经络阻滞，气血不和，筋屈不伸而出现疼痛和关节活动功能受限。通常来说，风、寒、湿的侵袭是发生肩周炎的常见诱因。

按照中医辨证分型，肩周炎可以划分为以下几类：

风寒侵袭 肩部疼痛较轻，病程较短，疼痛局限于肩部，多为钝痛或隐痛，或有麻木感，不影响上肢活动，局部发凉，得暖或抚摩则痛减，舌苔白，脉浮或紧，多为肩周炎早期。

寒湿凝滞 肩部及周围筋肉疼痛剧烈或向远端放射，昼轻夜甚，病程较长，因痛而不能举肩，肩部感寒冷、麻木、沉重，畏寒得暖稍减。舌淡胖，苔白腻，脉弦滑。

瘀血阻络 外伤后或久病肩痛，痛有定处，局部疼痛剧烈，呈针刺样，拒按，肩活动受限。或局部肿胀，皮色紫黯，舌质紫黯，脉弦涩。

气血亏虚 肩部酸痛麻木，肢体软弱无力，肌肤不泽，神疲乏力，或局部肌肉挛缩，肩峰突起，舌质淡，脉细弱无力。

白芍桃仁粥

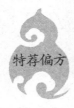

特荐偏方

做法及用法 白芍20克，桃仁15克，粳米60克。先将白芍水煎取液，约500毫升；再把桃仁去皮及尖，捣烂如泥，加水研汁，去渣。用二味汁液与粳米煮为稀粥，即可食用。

白芍性微寒，味苦、酸，归肝、脾经，具有养血调经、敛阴止汗、柔肝止痛、平抑肝阳的功效；桃仁性平，味甘、苦，入肺、肝、大肠经，有破血行瘀、润燥滑肠的功效。白芍养血，桃仁有破血行瘀的作用，将二者煮粥食用，具有养血化瘀、通络止痛之效，适用于肩周炎晚期瘀血阻络者。

其他对症小偏方

生姜葱白泥外敷：老生姜 100 克，葱白 50 克，米酒 25 毫升。将上三者一同捣烂，放入锅内炒热，取出，热敷于患处，每日 1 次。有利于疏通经络，活血化瘀。

桑枝粥：桑枝 50 克，粳米 50 克，姜汁约 10 滴，蜂蜜适量。先把桑枝加水煎煮 20 分钟，取汁；再用桑枝汁煮粳米，待熟后加入姜汁及蜂蜜，搅匀，稍煮即可。温服，每日 1 剂。具有通利关节、温经止痛之效，适用于肩周炎属风湿寒侵袭所致者。

七步预防肩周炎

1. **手指爬墙：**患者面向墙壁站立，双手上抬，扶于墙上，努力向上爬，要努力比前一天爬得更高一些。

2. **后伸下蹲：**患者背向站于桌前，双手后扶于桌边，反复做下蹲动作，以加强肩关节的后伸活动。

3. **两手抱头：**两足站立与肩同宽，两手紧抱后脑；两肘拉开，与身体平行；两肘收拢，似夹头部，周而复始。

4. **单手压肩：**以右肩为例。两足似弓步，右脚在前，离桌尺余；左脚在后伸直。右手放于桌上，左手掌按右肩，利用身体向下向后摆动。

5. **扩胸分肩：**两足站立，与肩同宽，两手放于胸前，两肘与肩平直，手背在上，掌心朝下。扩开胸怀，分开双肩、吸气；恢复时呼气。

颈椎病

参芪龙眼粥补血益气

颈椎病在中老年人中比较常见，多由于年轻时不注意保护颈部，致使颈部出现问题。中医认为，颈椎病多因肝肾不足，筋骨失养所致。也有些颈椎病是因为跌仆劳损，伤及筋骨，经络不通所致。

从中医辨证分型来看，颈椎病基本可以划分为以下几类：

寒湿阻络型 主要表现为头痛或后枕部疼痛，颈僵，转侧不利，一侧或两侧肩臂及手指酸胀麻痛；或头痛牵涉至上背，肌肤冷湿，畏寒喜暖，颈椎旁可触及软组织肿胀结节，舌淡红，苔薄白。

气血两虚夹瘀型 主要表现为头晕或眩晕，视物模糊或视物目痛，身软乏力，纳差，颈部酸痛，或双肩疼痛，舌淡红或淡胖，边有齿痕，苔薄白而润。

气阴两虚夹瘀型 主要表现为眩晕反复发作，甚者每日数十次，即使卧床亦视物旋转，伴恶心，呕吐，身软乏力，行走失稳，或心悸，气短，烦躁易怒，咽干口苦，眠差多梦等，舌红、苔薄白或微黄而干，或舌面光剥无苔，舌下静脉胀大。

脾肾阳虚夹瘀型 主要表现为四肢不完全瘫（硬瘫或软瘫），大小便失禁，畏寒喜暖，饮食正常或纳差，舌淡红，苔薄白或微腻。

参芪龙眼粥

特荐偏方

做法及用法 党参、黄芪、龙眼肉、枸杞子各20克，粳米50克，白糖适量。将上述材料洗净，党参、黄芪切碎，先煎取汁，加水适量煮沸，再加入龙眼肉、枸杞子及粳米，小火煮成粥，加白糖调味即可。可补气养血。适用于气血两虚型颈椎病。

党参具有补中益气、健脾益肺的功效，适用于脾肺虚弱引起的气短心悸、食少便溏、虚喘咳嗽、内热消渴等。黄芪味甘，性温，入脾、胃经，为补中益气要药。枸杞子味甘，性平，具有滋阴补血、益精明目、滋补肝肾等作用。龙眼肉圆味甘，性温，归心、脾经，长期食用的话有利于强体魄、延年益寿、安神健脑等。以上几种补益药食都具有补中益气、补血健身的作用，因此该偏方对于气血两虚引起的颈椎病有一定的调理作用。

其他对症小偏方

参枣粥：人参20克，粳米200克，红枣10颗。将人参粉碎成细粉；粳米、红枣分别洗净，入锅，加水适量，大火煮沸，小火熬成粥，再调入人参粉适量。具有益气补血的作用，适用于气血不足引起的颈椎病患者。

葛根五加粥：葛根、薏米仁、粳米各50克，刺五加15克，冰糖适量。将所有材料洗净，葛根切碎，刺五加先煎取汁，与其他材料同放锅中，加水适量，武火煮沸，文火熬成粥，加冰糖调味食用。可祛风、除湿、止痛，适用于寒湿阻络型颈椎病。

穴位按摩来活络

1. **风池穴：**位于颈后两侧枕骨下方，发际两边大筋外侧的凹陷处。被按摩者取坐位，按摩者站在被按摩者身后，一只手扶住被按摩者的前额，另一只手用拇指和食指分别置于被按摩者的风池穴处，揉捏半分钟左右，以局部有酸胀感为佳。

2. **秉风穴：**位于肩胛骨冈上窝中央，天宗穴直上，举臂有凹陷处。取坐位，用对侧食、中、无名三指按揉秉风穴2分钟，以肩背有酸胀感、上肢发软无力为度。

腰椎间盘突出

杜仲核桃猪腰汤补肾气

腰椎间盘突出是人在衰老过程中出现的退行性疾病，过去一直被称为中老年人疾病，现在却呈现出年轻化趋势。

中医认为，气血、经络与脏腑功能的失调和腰痛的发生有密切的关系，引发本病的原因，一是外伤；二是劳损；三是肾气不足、精气衰微、筋脉失养；四为风、寒、湿、热之邪流注经络，使经络困阻，气滞血瘀，不通则痛。根据中医辨证分型，腰椎间盘突出症基本可以划分为以下几类：

气滞血瘀型 腰痛症状明显，脊柱侧弯，腰4～5间有明显压痛点，向下肢放射，患者在咳嗽、大笑时症状加重，疾病晚期可见患者肌肉萎缩，直腿抬高试验阳性，强迫体位。

风寒阻络型 腰腿疼痛有沉重感，自觉四肢湿冷，症状随天气变化，脊柱侧弯，椎旁压痛或放射痛，患者喜暖恶寒，舌苔白腻。

湿热下阻型 腰腿疼痛，肢体无力，疼痛处有热感，遇热或者雨天疼痛加重，恶热口渴，小便短赤，舌苔黄腻。

肝肾两虚型 腰腿疼痛久治不愈，症状反复发作，患者筋骨萎软，按压疼痛处症状有所缓解，劳累后症状明显加重，侧卧时症状减轻，有时腿部发麻时伴有耳鸣耳聋，舌淡苔白。

特荐偏方

杜仲核桃猪腰汤

做法及用法 猪腰1个，红枣2颗，杜仲10克，核桃仁20克，生姜2片，米酒3毫升。将猪腰处理干净，切片；红枣洗净，切片。将所有材料一起倒入炖盅中，加水煎沸，改小火炖1小时左右即可。饮汤吃肉，每日1剂。有利于益气补肾、壮腰助阳，主治肾气不足型腰锥间盘突出症。

猪腰味甘、咸，性平，入肾经，有补肾、强腰、益气的作用。红枣和核桃仁具有补肾养心之功；杜仲则强于补肝肾、强筋骨。以上主材煮汤饮用，补肾功效极其强大，尤其对肾气不足引起的腰椎间盘突出症大有好处。

🫖 其他对症小偏方

茴香煨猪腰： 茴香15克，猪腰1个。将猪腰对半切开，剔去筋膜，然后与茴香共置锅内加水煨熟。趁热吃猪腰，用黄酒送服。具有温肾祛寒之功，改善腰椎间盘突出症。

当归生姜羊肉汤： 当归、生姜各30克，羊肉500克，红枣10颗，盐适量。当归、生姜切大片；羊肉入沸水汆烫，捞出，凉凉，切块。羊肉、当归、生姜、红枣同入砂锅，加适量水共煎，沸后撇沫，改小火慢煮至羊肉熟烂，加入盐调味即可。随量饮汤吃肉，隔日1剂。有利于温经散寒、活血定痛，改善阴寒内盛、气滞血淤型腰椎间盘突出症。

黑豆核桃猪腰汤： 黑豆90克，核桃仁60克，猪腰1副。将上述材料处理干净，一起入锅，煮熟后食用即可。有利于益肾填精，可改善腰椎间盘突出症。

🧎 过度劳累引起的腰间盘突出症用艾灸有疗效

艾灸时需确定主穴与配穴。主穴有肾俞、志室、大肠俞、阿是穴等，配穴有阴陵泉、三阴交、命门、关元、太溪。具体操作方法如下。

1. 手持悬灸灸法： 手持陈年纯艾条单点温灸肾俞、大肠俞、志室、命门穴。每处穴位依次进行回旋、雀啄、往返、温和灸。4步法施灸操作：先行回旋灸2分钟温热局部气血，继以雀啄灸1分钟加强敏化，再以循经往返灸2分钟激发经气，最后以温和灸发动感传、开通经络。

2. 温灸罐温灸法： 用温灸罐温灸阴陵泉、三阴交穴。

骨质增生

杜仲猪腰汤强筋骨

骨质增生是中老年常见的骨关节疾病，患病率和年龄、性别以及地理因素等有关。如45岁以下女性患病率仅2%，而65岁以上达68%。55岁以下男女骨性关节炎关节分布相同，而高龄男性髋关节受累多于女性，手骨性关节炎则以女性多见。该病是目前无法医治的疾病之一，虽然不至于要人命，但是患者必须长期忍受各种麻痛的感觉。

从中医角度来看，本病多是由于年老体衰，肝肾亏虚，气滞血瘀，外因则主要为风寒湿邪之侵淫，及外伤劳损。在中医中无骨质增生症的病名，从其病理而论可归属于"骨痹"范畴。

根据中医辨证分型，骨质增生基本可以划分为以下几类：

肝肾阴虚型 形体偏瘦，骨关节病处疼痛，局部有灼热感，得热则痛增，得冷则痛减，关节屈伸不利，甚至关节畸形或强直，面色潮红，唇干口苦，二便短少，或伴头晕耳鸣，腰酸膝软，烦躁不安，夜眠不实，舌红苔少或舌质红绛。

肝肾阳虚型 形体偏丰或臃肿，骨关节作胀，有冷痛感，屈伸不利，喜按摩及温熨，遇冷则痛剧，神疲肢冷，倦怠无力，面色㿠白或虚浮，口淡乏味，小便清长，大便偏溏，舌淡苔白滑。

气血瘀阻型 骨关节局部久痛不止，痛如针刺，昼轻夜重，稍事活动后局部疼痛可有所减轻，舌质偏黯有紫色，或有瘀斑，苔薄白。

寒湿痹痛型 骨关节疼痛时轻时重，常与气候变化有关，平素恶风寒，易罹外邪，伴头晕目眩，自汗神疲，肢体麻木，面色苍白，舌淡苔薄白。

杜仲猪腰汤

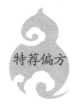

做法及用法 杜仲30克，淫羊藿10克，威灵仙25克，牛膝20克。以上食材分别研粉，后混合拌匀，再取猪腰8~12个，破开，洗去血液，再放入药粉。摊匀后合紧，共放入碗内，加水少许，用锅装置火上久蒸。吃猪腰，饮其汤，每两日吃1剂，每日2次，早晚空腹，可连用2~4周。

杜仲猪腰汤属于美味羹汤，猪腰补肾精，治腰痛，中年男性食用，有益于骨骼保健与维持性能力；杜仲性温，味甘微辛，有补肝肾、强筋骨、安胎、促腰膝、降血压等功效。二者制汤食用，具有强筋骨、补肝肾的作用，对于中老年人骨质增生有好处。

其他对症小偏方

狗骨泡酒： 狗胫骨150克，白酒（50度以上）500毫升，生姜适量。将狗骨头砸碎炒黄，用白酒浸泡3日后使用。将生姜一切两半，蘸狗骨酒擦患处，每日3次，半月可治愈。可祛风湿、强筋骨，适用于寒湿痹阻型骨质增生。

缓解老年人骨质增生有办法

1.用电吹风直接对患处进行热吹，每日数次，同时也可用毛巾热敷，但注意不要过热，以免损伤皮肤。

2.用并拢的手指，或者竹签反复拍打患处，动作不宜过重。拍打至肌肉和关节处发红、灼热时为止。每日数次。

3.轻轻地左右摇摆患者，每次进行30分钟左右，并用手揉搓患处3~5分钟。此法较适用于颈肩增生症，腰椎增生症可用体转方法也就是身子左右旋转数次，动作宜缓而稳。但高血压、心脏病患者不宜使用此法。

坐骨神经痛

薏米木瓜粥舒筋止痛

中老年朋友很多都对坐骨神经痛不陌生，随着身体的老化，这种症状会出现在越来越多人的身上，同时症状也会不断加重。坐骨神经痛多由其他疾病影响而得，其在发展过程中并不是无迹可寻的。要想避免不必要的痛苦，就应该对身体的整体健康做一个了解，使坐骨神经痛被消灭在萌芽阶段。

坐骨神经痛是腰腿痛最为常见的原因之一，实际上是指坐骨神经通路及其分布区的疼痛综合征。该病症在中医里属于"痹证"范畴，临床上主要表现为风湿痹、筋痹等。其疼痛的位置主要集中在腰臀部以及臀部后面，甚至会波及小腿后外侧、足外侧等部位，但一般都是单侧患病。疼痛的感觉主要表现为钝痛、灼热痛、刺痛等，在行走、活动或者牵拉时疼痛往往明显加剧。

坐骨神经是支配下肢的主要神经，骨质增生对坐骨神经根的压迫，是中老年人患坐骨神经痛的主要原因。坐骨神经痛的致病因素绝非一种，一般都是多种因素同时袭来，但主要原因不外乎风、寒、湿等外邪以及外在损伤等。

根据中医辨证分型，坐骨神经痛基本可以划分为以下几类：

寒湿外袭型 下肢拘急疼痛，邪犯足少阳疼痛多沿腰腿外侧放射，或者沿腰腿后侧放射。遇寒加剧，得热则舒，局部常有冷感，入夜尤甚，或肢体重着不移，伴肌肤不仁，苔薄白或白腻。

肝肾不足型 腰腿酸软乏力，筋脉时有牵引拘急，步履困难；过劳则疼痛加重，卧时痛减，烦躁盗汗，头晕耳鸣，面赤火升，夜尿频多，大便干结，舌红少苔。

气血瘀滞型 病程久长，反复发作或跌仆损伤。疼痛剧烈，痛如针刺或疼痛麻木，患肢不可屈伸，按压腰腿后外侧之经线穴点，多有明显压痛，舌上多见紫色瘀斑。

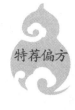

薏米木瓜粥

特荐偏方 **做法及用法** 薏米 30 克，木瓜 10 克，粳米 50 克。将薏米、木瓜、粳米洗净后放入锅中，加适量的水，以微火熬粥，食用时加白糖少许即可。

薏米性味甘淡，性微寒，有利水消肿、健脾去湿、舒筋除痹、清热排脓等功效。木瓜有较好的舒筋活络作用，且能化湿，为治风湿痹痛所常用，筋脉拘挛者尤为要药。二者煮粥能够祛风利湿、舒筋止痛，对于缓解坐骨神经痛有一定的疗效。

 ## 其他对症小偏方

爆猪腰：猪腰 2 个，杜仲、破故纸各 6 克。猪腰去臊腺，洗净，剖开，装入杜仲、破故纸，外用纸包好，放在火中煨熟，取出切片即可食用。每次食用 30 克，每日服用 2 次。可补肾壮腰、祛风除湿，适用于腰腿疼痛之肝肾不足者。

按摩穴位来改善坐骨神经痛

1. **承扶穴：**位于臀部横纹线的中央下方。拇指指腹按揉承扶穴，用力适中，每穴按摩 2 分钟左右即可。

2. **殷门穴：**在大腿后面，当承扶与委中的连线上，承扶下 6 寸。坐正将双手食指放在殷门穴，利用食指指腹按揉，每日 1 次，每次 2 分钟。

3. **承山穴：**承山穴位于小腿后面正中，委中穴与昆仑穴之间，当伸直小腿或足跟上提时，腓肠肌肌腹下出现的尖角凹陷处即是。每日按摩 2 分钟。

足跟痛

山药莲子芡实粥补肝肾

日常生活中，有些中老年人常常在晨起下床或久坐站起走第一步时感觉足跟痛较重，走一会儿后会减轻，行走过多后又加重；当用手按压时，感觉痛点在跟骨底面或周围。其实，这种病症就是中老人最常见的足跟痛。

中医认为，足跟痛多为肝肾不足，或久病体虚，引起足底部组织退化，或因体虚肥胖，造成足底部皮肤及皮下脂肪负担过重，引起组织退化，亦有跟骨骨刺发生于跟骨底面结节部前缘，使跖筋膜和足趾短肌在附着处受累，牵拉骨刺而致疼痛。

根据中医辨证分型，足跟痛基本可以划分为以下几类：

气滞血瘀型 局部血液循环缓慢，瘀血阻滞，脉络被阻，导致气血运行不畅而出现的疼痛，往往痛有定处，疼痛拒按，行走受阻。

肝肾亏虚型 肝肾及其分支别络绕跟部行走，年老体衰，肝肾不足，精血亏虚，经脉失充，则筋失所养，骨失所主，骨萎筋弛，进而造成行走时足跟部疼痛，多表现为隐痛、乏力，疼痛喜按，按触可以减轻疼痛。

寒凝血瘀型 气血运行缓慢，复感寒邪，寒主凝滞，主收引，致使经络被阻，气血凝滞不同而导致足跟痛，疼痛拒按，喜热怕凉。

山药莲子芡实粥

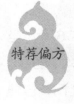

特荐偏方 做法及用法 芡实、山药各30克，莲子15克，粳米50克。将上述材料洗净后入锅，加水，大火煮沸后改用小火熬成粥即可。温服，每日1次。

山药味甘，性平，入肺、脾、肾经，不燥不腻，具有健脾补肺、益胃补肾、固肾益精、聪耳明目、助五脏、强筋骨的功效。芡实味甘、涩，性平，归脾、肾经，有利于补中益气，适用于肾虚引起的足跟痛。另外，中医认为莲子性平，味甘、涩，入心、肺、肾经，具有补脾、益肺、养心、益肾和固肠等作用。上述偏方中的前3味药食都是补益身体的佳品，对于因为肝肾不足、阴虚引起的足跟痛大有好处。

其他对症小偏方

薏苡仁红豆汁：薏苡仁、红豆各30克，土牛膝12克，木瓜、牡丹皮各9克。将上述材料洗净后入锅，加水，大火煮沸后改用小火煎煮1小时左右。温服，每日1剂，分服。有利于舒筋活络，可用于足跟痛。

羊肝炒韭菜：韭菜100克，羊肝80克，各种调味品适量。将韭菜洗净，切段；羊肝洗净，切片，加水淀粉适量拌匀。锅中放植物油，烧热后下羊肝翻炒，待熟时，下韭菜，翻炒至熟，加盐调味即可。每周2次，佐餐食用。适用于肾气不足引起的足跟痛。

按摩足部穴位改善足跟痛

1. 承山穴：拇指按揉承山穴50次，以感觉酸胀为宜。承山穴是祛除人体湿气的最佳穴位，按摩此穴可以促进腿部血液循环，快速缓解肿胀、麻木、疼痛等足跟痛症状。

2. 涌泉穴：按揉涌泉穴3～5分钟，以足心发热为宜。按摩此穴可改善局部毛细血管、毛细淋巴管的通透性，促进血液、淋巴液在体内的循环，调整人体的代谢过程，具有持续而强有力的镇痛作用，可以有效缓解足跟痛。

3. 昆仑穴：按揉昆仑穴1～3分钟，以感觉酸胀为宜。昆仑穴位于脚跟处，是治疗脚踝、脚跟部位疼痛的的特效穴位。

骨质疏松症

鹌鹑枸杞汤强健筋骨

岁月沧桑，容颜易老，这是自然规律；然而骨质疏松所带来的满身酸痛以及背后所隐藏的骨折风险确是折磨人的隐形杀手，是笼罩在中老年幸福生活上的一片阴云。

中医认为，骨质疏松起病隐蔽，发展缓慢，有人称之为无声无息的流行病。骨质疏松症主要表现为：腰膝酸软、周身骨痛、筋脉拘急等，中老年人多出现早衰、牙齿松动、脱发、健忘等症状。肾为先天，脾脏为后天，二脏相济，温运周身。如果出现苔白口淡、少气懒言语等症状，则说明脾胃失调、气虚不已。

《灵枢·经脉》中提到："人始生，先成精，精生而脑髓生，骨为干，脉为营，肉为墙，皮肤生而毛发长"，人在出生前后的骨骼生长，仰赖于肾精，如果先天禀赋不足，后天又调养失当，步入中年后，尽管常常说"正当壮年"，但是实际情况却是骨的强度在不断减弱，钙离子在逐渐流失。如果不注重饮食调养，就会损伤脾胃。中医常说，脾为后天之本、气血生化之源，脾胃受损，四肢百骸失于滋养，自然容易出现骨质疏松症。

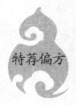

特荐偏方

鹌鹑枸杞汤

做法及用法 鹌鹑1只，枸杞子30克，油、盐、味精各适量。将鹌鹑去毛和内脏，洗净，加水与枸杞子一同煮为汤，加入少量油、盐、味精调味。煮至肉熟即可。食肉、枸杞子，饮汤，每日1剂。

从中医角度出发，鹌鹑性味甘平、无毒，入肺及脾经，有消肿利水、补中益气的功效。枸杞子味甘、性平，具有益精明目、滋补肝肾、养血、增强免疫力等作用。二者搭配营养价值丰富，对于骨质疏松的中老年人有一定的补益作用，尤其是对于肾亏引起的骨质疏松有好处。

 其他对症小偏方

芝麻核桃藕糊： 红糖、黑芝麻、白芝麻、核桃仁粉各 25 克，藕粉 100 克。将黑白芝麻共炒熟，研碎。加入核桃仁粉、藕粉，用沸水冲匀后，放入红糖搅匀即可。每日 1 次，冲饮。该偏方的补钙效果甚好。

芝麻核桃粉： 取黑芝麻、核桃仁各 250 克，白砂糖 50 克，先将黑芝麻、核桃仁炒熟，同研为细末，加入白糖，拌匀后装瓶备用。每日 2 次，每次 25 克，温开水冲服，对各型骨质疏松症均有效。

黄豆芽炖排骨： 黄豆芽 500 克，排骨 1000 克，山药 250 克，调料适量。将食材处理干净，将排骨洗净、剁块，加山药块调味以高压锅蒸熟后，取出煮沸，放入黄豆芽，煮熟后，调入食盐适量即可。可补肾壮骨。

医生叮咛

中老年人如何预防骨质疏松

1. 补钙。钙在防治骨质疏松中的地位非常重要，由于钙是构成骨骼的重要材料，在日常饮食中增加钙的补充是有效的预防措施，应多摄入含钙高的食物，特别强调中老年人要增加奶制品的摄入，必要时可补充钙制剂。

2. 补充富含维生素的食物。维生素 D 可以促进肠道吸收富含维生素 C 的食物，如新鲜的蔬菜和水果。每日摄入新鲜的蔬菜还能保证维生素 K 的摄入，从而达到防治骨质疏松的目的。

3. 适量摄入蛋白质。中老年人应多食蛋白质食物，适量的蛋白质有助于钙的吸收，摄入过多或过少都不利，应保证适量蛋白质的摄入，并保证优质蛋白质占一定的比例。

风湿性关节炎

桑枝鸡汤祛风湿利关节

关节是人体的转轴，保养不好就容易出现不适。中老年人是风湿性关节炎容易患病的人群，较弱的身体抵抗力让疾病有了可趁之机，干扰着生活和工作。风湿性关节炎现在已经成为危害中老年人生活健康的头号杀手，患有风湿性关节炎的朋友饱受着病痛的折磨。

正如《黄帝内经》中所说："风、寒、湿三气杂至，合而为痹。"所谓的痹证，实乃风、寒、湿、热等邪气使得经络不通、气血不畅，从而导致筋骨、关节、肌肉等出现疼痛、酸麻、屈伸不利、僵硬甚至变形等问题。《黄帝内经》中又有云："正气存内，邪不可干，邪之所凑，其气必虚。"也就是说，痹证的产生，究其根本，当属阳气亏虚。具体而言，阳气一旦不足，卫气就会不固，风、寒、湿等邪气就会趁虚而入，随后便导致经脉堵塞不通，紧接着气血运行就变得不顺畅了。

根据中医辨证分型，风湿性关节炎基本可以划分为以下几类：

风胜行痹型 关节酸痛，游走不定，屈伸不利，或有恶风寒发热，苔薄。

寒胜痛痹型 关节疼痛较剧，痛有定处，关节屈伸不利，痛处皮肤不红、不热，得热则舒，遇寒加剧，舌苔白。

湿胜着痹型 肌肤麻木，肢体疼痛沉重，痛处固定不移，活动不便，舌苔白腻。

风湿热痹型 关节红肿疼痛，得冷稍舒，痛不可触，或发热恶风，口渴，烦闷不安，苔黄。

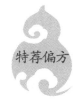

桑枝鸡汤

做法及用法 老桑枝60克，老母鸡1只，盐少许。将桑枝切成小段，与鸡共煮至烂熟汤浓即成，加盐调味。饮汤吃肉。

老桑枝性平味苦，入肝经，功能祛风湿、利关节、行水气。《本草汇言》说它能"去风气挛痛"，《本草备要》亦认为它能"利关节、养津液、行水祛风"，《岭南采药录》还记载它有"去骨节风疾，治老人鹤膝风"的功用。鸡肉性温味甘，入脾、胃、肝经，功能温中、益气、补精、添髓。《食疗本草》亦认为它能治"踒折骨疼"，《日华子本草》也记载它有"止劳劣，添髓补精，助阳气"的功用。二者搭配，祛风湿、利关节的功效更佳。

 其他对症小偏方

红花当归饮： 玫瑰花15克，红花、当归各10克。将上述药材放入砂锅中，加3碗水。大火烧开，然后转成小火，煎至1碗即可。每日1剂，用黄酒兑付。改善风湿骨痛。

车前子薏苡仁粥： 车前子15克，蚕砂9克，薏苡仁30克，白糖适量。将车前子和蚕砂分别装入棉布袋内，扎紧袋口，放入锅内，加入适量的水煮沸半小时。取出布袋，在汁液中加入薏苡仁煮成粥，再加入适量白糖，调匀即可食用。每日1次，10天为1个疗程。

生姜粥： 生姜5片，葱白3段，糯米60克。将生姜、葱白、糯米共入锅中加水适量，煮粥热服，常食有效。此药膳粥可散寒利湿、祛风通络，适用于游走不定的关节疼痛。

防风薏米饮： 薏米30克，防风10克，生姜3片。将薏米、防风、生姜共煎汁，饮用时弃渣留汁。每日1剂，连用4～6日为1个疗程。此药膳适用于关节不利、伸屈不直、风寒湿邪等症。

三大穴位按摩祛风湿

1. 大椎穴： 位于第 7 颈椎棘突下，被按摩者坐位、低头，按摩者用大拇指顺时针、逆时针方向各按揉大椎穴 2 分钟，以局部感到酸胀为佳。

2. 外关穴： 位于手掌横纹向上三指宽处。必须左右交替，一面吐气一面压 6 秒钟，如此重复 10 次，每天操作数次。如果患处肿胀、发炎的话，不可压患处，只在患处附近缓缓按压即可。

3. 曲池穴： 屈曲肘关节，肘横纹外侧头。左手托住被按摩者手臂，右手拇指顺时针、逆时针方向各按揉曲池穴 2 分钟，以局部酸胀为佳。

医生叮咛

患者的饮食注意

1. 饮食不可偏嗜。鸡鸭鱼肉、五谷杂粮、蔬菜瓜果均不可忽视，应搭配合理。

2. 注意饮食宜忌。风湿性关节炎患者有的病程较长，如果患病后忌口太严，年长日久，影响营养的吸收，对疾病的康复不利。一般说风湿性关节炎患者可以食用任何饮食，不必忌口。只是在急性期或急性发作、关节红肿灼热时，不宜进辛辣刺激的食物；久病脾胃虚寒者，少食生冷瓜果及虾、蟹、竹笋之类。一旦病情稳定，忌口即可放宽。

3. 饮食要节制。饮食要定时、定量，食物的软硬、冷热均要适宜。不可因担心体质虚弱、营养不够而暴饮暴食，增加脾胃负担，伤及消化功能。

第九章

生殖系统疾病小偏方，改善您的难言之隐

生殖系统疾病一般分为很多种，并不只是年轻人才会发生。中老年朋友身体素质相对较弱，身体机能也大不如前，一旦患上生殖系统疾患，不仅严重影响正常生活，还不容易痊愈，特别棘手。本章针对中老年人普遍存在的生殖系统疾病，做一个简单的说明，并给予一些常用的食疗小偏方，令您在日常饮食中就可以轻松缓解或改善这类病症带来的不适。

月经不调

黑木耳红枣茶来调经

月事是女性生理中的正常现象，常常受到内因或外因的各种影响，故而每个人所表现出来的形式不尽相同，而且总会因为各种原因而造成月经不调。所谓的月经不调，即指月经周期或经量发生异常，周期延长或缩短；月经量过多或过少。正常情况下，月经周期达到21~35天，均属正常。如果中年女性每次月经的间隔周期不规则的提前或延后，则属于异常现象，考虑是否属于月经不调的病理现象。

女性的一生基本都得受内分泌激素的控制，增一分或减一分，都会影响到正常的生理周期与生理功能。换句话说，如果女性出现月经不调，她正常的内分泌调节功能必然发生了故障。

中医认为，经水出于肾。肾气充足，精血旺盛，月经便可通调。另外，脾生化血，身体的血液化生充足，血液流通顺畅，气血调和，月事便可正常。可见，月经不调多半与肾虚、脾虚等密切相关。

按照中医辨证分型，月经不调可以划分为以下几类：

脾肾气虚型 月经周期紊乱，或先期而至，或后期未来，或先后无定期，经期延长，经量多，经色淡，质稀薄，面色白，神疲乏力，气短懒言，腰膝酸软，头晕耳鸣，小腹冷坠，纳呆便溏，夜尿多，舌质淡胖有齿印，苔白。

肝肾阴虚型 月经周期多提前，或先后无定期，经期延长，经色鲜红，量或多或少，两颧潮红，手足心热，咽干口燥，失眠多梦，小便黄少，大便干结，舌质红，苔少。

气血虚弱型 月经周期多延后，经量少，色淡，质稀，头晕眼花，心悸怔忡，面色萎黄，小腹空坠，舌质淡，苔薄白。

肝郁气滞型 月经周期紊乱，或先期而至，或后期未来，或先后无定期，经量或多或少，经行不畅，经色紫红，夹血块，胸胁、乳房、少腹胀痛，脘闷不舒，时叹息，嗳气食少，舌质淡红，苔薄白。

黑木耳红枣茶

特荐偏方

做法及用法 黑木耳30克，红枣20颗。黑木耳泡发，洗净，撕成片；红枣洗净，去核，切碎。将黑木耳与红枣一起入锅，加适量水，大火煮沸后改用小火煮汤。每日1次，连服7日。

黑木耳是一种营养极其丰富的菌类食物，也是传统的食疗保健品。它味甘，性平，无毒，入肝、胃、大肠经，具有益气、补血、止血、润肺、祛燥等功效，对气血虚弱引起的月经失调等症状有改善作用，与同样具有补气、养血功效的红枣搭配煮汤，补血的功效更强，尤其适用于气血虚弱型月经失调，还有利于止血，改善出血过多引起的不适，比如头晕目眩、脸色苍白等。

其他对症小偏方

阿胶粥： 阿胶30克，糯米100克。将糯米洗净，加水煮粥，待粥成时，放入敲碎的阿胶，稍煮，令其烊化即成。每日1剂，分早晚服用。改善血虚所致的月经错后、量少。

玫瑰花茶： 玫瑰花10克，绿茶3克，红糖30克。将玫瑰花、绿茶、红糖一起加水300毫升，煮沸5分钟即可。每日1剂，分3次于饭后饮用。适用于肝郁气滞型月经不调、经行腹痛。

青皮山楂粥： 取青皮10克，生山楂30克，大米100克。将青皮、山楂放入砂锅中，加入适量水煎煮，去渣取汁，再与大米一起加水，用小火慢炖至米烂稠粥。每日1剂，早晚分服。青皮就是橘子皮，利于行气；山楂疏肝解郁。故此方适用于肝型月经不调。

山楂红花酒： 山楂30克，红花15克，白酒250克，将山楂、红花入酒中浸泡1周。每次45～30克，每日2次，视酒量大小，不醉为度。功能活血化瘀。主治经来量少、紫黑有块、腹痛、血块排出后痛减。注意忌食生冷勿受寒凉。

　　浓茶红糖饮：茶叶、红糖各适量。煮浓茶一碗，去渣，放红糖溶化后饮。每日1次。功能清热、调经，主治月经先期量多。

　　茴香酒：小茴香、青皮各15克，黄酒250克，将小茴香、青皮洗净，入酒内浸泡3天，即可饮用。每次15～30克，每日2次。功能疏肝理气。主治经期先期先后不定、经色正常、无块行而不畅等症。

按摩贴脐来调经

　　1. 按摩三阴交：三阴交穴位于足内踝上3寸，用一手拇指指腹点按双侧下肢的三阴交穴1分钟左右，力度以感觉酸胀为宜。三阴交穴是治疗妇科疾病的常用穴，有利于保养冲任、调经，更可以保养肝脏，对月经不调的改善作用显著。

　　2. 中医脐疗方：取当归30克，红花、月季花、川芎各15克。将上述药材一起研磨成细粉末，然后用茶叶水调匀，并热敷于脐部，外用胶布固定。每天换1次，连敷7天左右。此方可有效改善肝郁型月经不调。

　　3. 按摩关元穴：关元穴为"男子藏精，女子蓄血之处"，具有补肾壮阳、理气和血等作用。在下腹部、前正中线上，肚脐下3寸（也就是在肚脐眼正下方，你将除大拇指外的4指并起来，食指与肚脐平，手小指的下缘处，就是关元穴所在位置）。操作方法：在肩、肘、腕关节及上肢充分放松的状态下，以手指、手掌附着在患者关元穴上，使腕关节产生振动，带动手指、手掌出现快速轻松的颤动。

　　4. 按摩脐周：左手掌叠放在右手背上，将右手掌心放在肚脐下，适当用力按顺时针方向绕脐按摩腹部1～3分钟，至腹部发热为佳。有温经散寒、调理气血的作用。

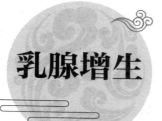

乳腺增生

海带生菜香郁汤
护乳去增生

乳腺增生是西医的说法，在中医里它被称为"乳癖""乳粟""乳中结核"等，专指乳腺上皮和纤维组织增生等，主要年龄段集中在25~50岁。据报道，乳腺增生的发病率相当高，可达10%左右，占乳腺疾病的七成以上。

乳腺增生的典型症状多为：乳房有肿块，肿块不是很坚硬，按之会动；经前或经期乳房胀痛，经停后疼痛会减轻或消失，月经周期紊乱；胸闷抑郁、心烦易怒；腰膝酸软、少腹冷痛、畏寒肢冷等。乳房增生并不容易被人察觉，加上不少女性对它缺乏真正了解，这让女性乳房健康堪忧。

中医认为，肝主疏泄。而肝的疏泄功能与情志有着极大的关联。情志舒畅，肝的疏泄功能正常，气机也会顺畅；若情绪抑郁，则会导致肝疏泄失调，影响气机流通，最初会引起乳房疼痛、胸闷，时间久了，肝火偏亢，痰郁互结，乳房内会出现肿块，演变成乳房增生。所以，性情急躁、易怒或情绪紧张、压力大的女性更容易患乳腺增生。

海带生菜香郁汤

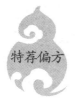

特荐偏方

做法及用法 海带100克，生菜40克，香附、郁金各10克，盐、葱、姜末、酱油各适量。先将鲜海带洗净，切丝；生菜洗净后切粗条；香附、郁金洗净。在砂锅内加入适量清水，放入海带丝、生菜条、香附、郁金、葱、姜末等煮熟，再加入盐、酱油调味即可。每日1次，连服数日。

海带可清热活血，有利于促进或改善肝的疏泄功能；香附主入肝经气分，芳香辛行，善散肝气之郁结。这道药膳对改善乳腺增生有益。

其他对症小偏方

雪菜黄豆瓜蒌煲：雪菜 100 克，黄豆 50 克，瓜蒌 10 克，葱、姜末各 5 克，盐、醋、酱油、清汤各适量。先将雪菜洗净后切段，黄豆用温开水泡发。将雪菜、黄豆与瓜蒌一起放入砂锅中，倒入清汤，加入葱、姜末略煮，再调入盐、醋、酱油拌匀，煮至菜熟即可。每日 1 次，连服数日。雪菜具有消肿散结、疏肝解郁之功，瓜蒌能清热散结消肿。这道药膳对乳腺增生有很好的食疗作用。

蒲金酒：蒲公英、金银花各 15 克，黄酒 100 毫升。将蒲公英、金银花放入锅中，倒入黄酒，煎煮至剩下 50 毫升即可，滤渣，温服。每日 1 剂，分服，连服 15 日。该偏方有利于清热解毒、消肿散结，可改善乳腺增生引起的不适。

橙调酒：橙子 1 个，黄酒 1 大匙。将橙子去皮及核，用干净的纱布绞出汁，加入黄酒，搅拌，倒入温开水再搅拌即可饮服。每日 2 剂，温服。有利于疏肝理气，改善乳腺增生引起的不适。

按摩来护乳

适当按摩乳房，有利于疏通乳房经脉，促进气血循环，改善肝的疏泄功能，进而改善乳腺增生。具体操作手法如下：

1. 按摩右侧乳房，将右手抬起与右耳同高，前臂向前与身体垂直；左手掌根与掌面从胸部正中位置出发，横向推按右侧乳房直至腋下，返回时五指指腹将乳房组织带回，反复推按 50 次左右，再换左侧同样方法操作。

2. 右手掌面从左侧乳房上部一直推至乳房根部，再原返回，反复操作 50 次左右，再换左手掌面操作。

3. 若是有乳房肿块，则用一手小鱼际处从乳房肿块处发力，由乳根向乳头方向快速推按，反复操作 5 次左右，感觉局部温热为宜。

老年性阴道炎

生萝卜汁缓解阴道炎

说到阴道炎人们想到的只会是年轻的女士，其实老年性阴道炎也很常见，绝经后女性更是高发人群，得病率目前正在不断增长。

中医认为，老年性阴道炎的发生多与年老体弱、肝肾亏损、任脉失荣、太冲虚衰、血海不能按时满盈有关，导致经水闭绝，使得胞宫及外阴、阴中得不到气血濡养而逐渐萎缩、变薄，之后产生一系列不适。

生萝卜汁

做法及用法 生白萝卜 500 克。生白萝卜洗净，绞取汁液。用消毒纱布浸萝卜汁塞入阴道内，每半小时换 1 次。

特荐偏方

白萝卜味甘、辛，性平，入肺、脾经，具有解毒、消炎、利尿之功，能够有效地改善阴道炎症状。

其他对症小偏方

龙胆草汁外洗： 龙胆草 25 克。将龙胆草放入锅内，加入清水1000 毫升。先用大火烧开，再转为小火，煎至 500 毫升即可。用药汁外洗阴道，每日 1 ~ 2 次，10 天为 1 个疗程。

山萸肉山药薏苡仁粥： 山茱萸 10 克，山药、薏苡仁各适量。将上 3 味入锅内，加入适量清水，一同煮为粥。每日 1 ~ 2 次，2 周为1 个疗程。

白萝卜醋汁： 提前将白萝卜榨成汁备用，每天晚上先用醋酸清洗阴部，之后用白萝卜汁擦洗。此种方法可有效改善外阴瘙痒、白带过多等症状。

外阴瘙痒

蒸猪肝清热祛湿

中医认为，外阴瘙痒多为脾虚湿盛，郁久化热，湿热蕴结，注于下焦；或忧思郁怒，肝郁生热，夹湿下注；或因外阴不洁，久坐湿地，病虫乘虚侵袭；或年老体弱，肝肾阴虚，精血亏耗，血虚生风化燥，而致外阴干涩作痒。

按照中医辨证分型，外阴瘙痒基本可以划分为以下几类：

（湿热下注型） 主要表现为阴部瘙痒，甚则疼痛，坐卧不安，带下量多，色黄如脓，或呈泡沫米泔水样，其气腥臭，心烦少寐，口苦而腻，胸闷不适，纳谷不香，舌苔黄腻。

（肝肾阴虚型） 主要表现为阴部干涩，灼热瘙痒，或带下量少色黄，甚则血样，五心烦热，头晕目眩，时有烘热汗出，口干而不欲饮，耳鸣腰酸，舌红少苔。

蒸猪肝

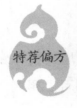

特荐偏方

（做法及用法） 猪肝60克，马鞭草30克。将猪肝与马鞭草切成小块拌匀，装在有盖的碗中，放在蒸锅内蒸30分钟左右即可。温服，每日1次。

马鞭草是一种野生的草本植物，全草都具有药用价值，性凉，味微苦，具有清热解毒、祛湿止痒之功；猪肝则具有"吃肝补肝"之功，尤其对肝阴不足引起的外阴瘙痒具有明显的改善作用。两者搭配在一起适用于各种类型的外阴瘙痒。

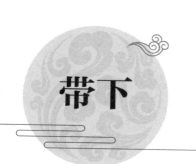

带下

白扁豆红糖饮清热祛湿

阴道内会自行流出一种黏稠的液体,这种液体在医学上被称为"白带"。一个正常女性通常在发育成熟时期、经期前后、妊娠初期均会出现白带增多的情况,这属于正常的生理反应,并非病理现象。一旦带下的量增多,色、质、气味等也发生了异常变化,偶尔还伴有全身或局部不适,则应当作疾病论,被中医称为"带下病""下白物""流秽物"等,相当于西医学中的阴道炎、盆腔炎等引起的白带增多之症。

临床上经常把带下病分为脾虚、肾阳虚 2 型。

脾虚型 带下量多,色白或黄,质稀薄,无臭气,伴有神疲乏力、四肢不温、便溏等。

肾阳虚型 带下量多,色黄、黏稠,有臭气,伴有阴部瘙痒、胸闷心烦、口苦咽干、食欲不振、小腹疼痛、小便短赤等。

特荐偏方

白扁豆红糖饮

做法及用法 白扁豆、怀山各 30 克,红糖适量。将白扁豆放入淘米水中浸泡,去皮,然后与怀山一起入锅煮熟,调入红糖即可。每日早晚各食用 1 次,有利于清热、利湿、止带。

其他对症小偏方

茶饮祛湿法: 将蒲公英、金银花、野菊花、紫花地丁一起倒入锅中,加水煎煮成浓汁,去渣取汁,代茶频饮。每日 1 剂,有利于清热、利湿、解毒。

前列腺增生

参芪冬瓜汤
健脾益气又利尿

　　前列腺增生症，旧称前列腺肥大，是老年男子常见疾病之一，为前列腺的一种良性病变，其发病原因与人体内雄激素与雌激素的平衡失调有关。可以说前列腺增生给中老年男性患者带来很大的痛苦，中医认为前列腺增生的基本特点是正虚标实，在临床上，中医将前列腺增生辨证分型为六大类。前列腺增生的中医分型主要有以下内容：

　　膀胱积热型　小便灼热黄赤，滴沥不爽，欲解不利，少腹胀满，隐痛拒按，甚则小便不通，涓滴难行，口干不欲饮，大便秘结，舌红脉数。

　　浊瘀阻塞型　小便滴沥不畅，或尿细如线，或阻塞不通，小腹胀满隐痛，舌紫黯有瘀点，脉涩或细数。

　　脾气虚弱型　时欲小便，而欲解不得，或量少而不爽利，腹重肛坠，似欲大便，神疲气短，身体倦怠，舌质淡，脉缓弱。

　　阴虚火旺型　小便频数，淋漓不畅，时发时止，遇劳即发，经久不愈，伴有头晕耳鸣，口干便燥，舌红苔少，脉来细数。

　　肺气郁闭型　小便不通，少腹胀满，寒热咳嗽，茎中作痛，口渴喜饮，脉来沉数，苔薄微黄。

　　肾阳虚衰型　排尿无力，滴沥不爽，尿液澄清，面色㿠白，神疲气弱，倦怠无力，肢冷畏寒，腰膝酸困，舌淡苔白，脉沉细弱。

参芪冬瓜汤

特荐偏方

做法及用法　党参15克，黄芪20克，冬瓜50克，味精、香油、盐各适量。将党参、黄芪置于砂锅内加水煎15分钟去渣留汁，趁热加入冬瓜至熟，再加调料即成，佐餐用，有健脾益气、升阳利尿的功效。适用于脾气不足引起的前列腺增生。

党参性平，味甘、微酸，归脾、肺经。具有补中益气、健脾益肺的功效。用于脾肺虚弱，气短心悸，食少便溏，虚喘咳嗽，内热消渴。黄芪，经常被称为"补气诸药之最"，民间也流传着"常喝黄芪汤，防病保健康"的顺口溜，意思是说经常用黄芪煎汤或用黄芪泡水代茶饮，具有良好的防病保健作用。黄芪味甘，性微温，归肺、脾、肝、肾经。具有补气固表，主治体虚自汗。冬瓜冬瓜性寒，味甘，有清热生津、利湿的作用。党参、黄芪和冬瓜都具有清热、利湿的作用，同时党参具有健脾益气的作用，黄芪也是补气的佳品，加上冬瓜的清热利湿作用，三者对改善脾气不足引起的前列腺增生有好处。

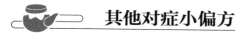 ## 其他对症小偏方

桂前粥：肉桂 5 克，车前草 30 克，粳米 50 克。先煎肉桂、车前草，去渣取汁，再加入粳米煮熟后加适量红糖，空腹服。有温阳利水之功效。

薏米药粥：党参 10 克，薏米 120 克，黄芪 120 克，生姜 12 克，大枣 10 克。将党参、黄芪用布包，大枣以冷水泡透，与薏米一起，置锅内，加水适量，用武火煎沸，下拍破的生姜，改用文火煨熬，至薏米熟烂即成。去药包。健脾益气升阳。

黄芪鲤鱼饮：生黄芪 60 克，鲜鲤鱼 1 尾。将鲤鱼去鳞、腮及内脏与黄芪同煮汤。益气升阳，利湿通窍。

杏梨石韦饮：苦杏仁 10 克，石韦 12 克，车前草 15 克，大鸭梨 1 个，冰糖少许。将杏仁去皮捣碎，鸭梨去核切块，与石韦、车前草加水同煮，熟后加冰糖，代茶饮。有泻肺火、利水道功效。

日常生活注意预防前列腺增生

1. 饮食应以清淡、易消化的食物为主，多吃蔬菜水果，少吃辛辣刺激性食物，戒酒，以减少前列腺充血的机会，减少前列腺增生的发生。

2. 应多饮水，保证每日足够的尿量，避免尿液中高浓度代谢产物

对前列腺的刺激。

3. 注意卫生，避免慢性炎症引起前列腺增生。

4. 男人不宜过度憋尿，避免尿液反流诱发前列腺增生。

5. 适度进行体育活动，有助于增强机体抵抗力，并可改善前列腺局部的血液循环。

6. 不少年轻男性朋友往往没有时间检查身体，这样让前列腺疾病有机可乘。为了避免提前发病，应该积极做好预防工作，防范于未然。

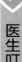

医生叮咛

如何预防前列腺炎不再复发

前列腺炎患者治好后应注意按时作息，劳逸结合，保持旺盛的精力。不宜久坐，不宜长途骑车、骑马、驾车，并防止局部受寒。要调畅情志，轻松工作、学习、生活，尽可能远离应激状态，使自己处在和谐环境中，消除任何压力。不饮酒、不吸烟、不饮浓茶及浓咖啡，忌食辛辣之品，并注意禁忌可能引起症状加重的食品。

阳痿

核桃仁炒韭菜补肾虚

人到中年，体力与精力有点力不从心实属正常现象，即便性功能出现障碍也无需藏着掖着，积极求医治疗才是当务之急，有时候延误了治疗病情的最佳时间反倒会铸成大错。

阳痿，在男科疾病中较为常见，专指男子阴茎不能勃起、勃起不坚、不能完成正常房事等，常与遗精、早泄同时发生。

中医认为，男子的精液、女子的阴液实乃生命元阳的重要组成部分，发挥着繁衍与孕育后代的作用。若是房事无度、纵欲过度或者手淫过度，就会损伤肾精，伤及肾阳，最终导致肾气衰竭、命门火衰，随后阳痿之症便会上身。不仅如此，年老体衰、劳累过度也易导致阳痿，这是因为肾虚或者气血不足会引起瘀血阻滞而停留在下阴部，从而形成多虚、多瘀的体质，久而久之必然使阴部的宗筋失养而不能正常地进行性生活。

按照中医辨证分型，阳痿基本可以划分为以下几类：

命门火衰型 多见于老年。性欲冷淡，阳事不举，精薄清冷，面色㿠白，喜热畏寒，精神萎靡，头昏乏力，腰脊酸软。舌淡苔白，脉沉细。

肾阴亏损型 性欲淡漠，阳痿难举。火旺者可性欲旺盛，但举而不足，时间短暂，多伴汗多心悸，口渴喜饮，腰膝酸软，足跟疼痛，溲黄便干。脉细带数，舌红苔少，或有剥苔、龟裂等。

肝经郁滞型 阳痿不举，或举而不坚，或性欲淡漠，伴忧愁烦恼，悲观失望，胸闷叹气，胁痛腹胀。舌质淡红，脉弦。

瘀阻络脉型 阳举微弱，甚或无勃起，阳痿日久，治疗效差。舌质紫黯或有瘀点，脉涩不利。

湿热下注型 阴茎痿软，阴囊潮湿，睾丸胀痛，或有血精，茎中痒痛，尿黄混浊，尿后余沥，或尿有臊气，身体困倦，口中干黏。舌苔黄腻，脉来濡数。

核桃仁炒韭菜

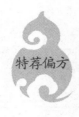

特荐偏方

做法及用法 核桃仁 30 克，韭菜 150 克，盐少许。韭菜洗净切段，与核桃仁一起放油锅内炒熟，加入盐调味即可。佐餐食，每日 1 次，5 天为 1 个疗程。

《本草纲目》记载核桃仁有"温肺润肠，治虚寒喘嗽，腰脚重痛"的功效。《医林纂要》认为它能"补肾，润命门，固精"。韭菜味辛、甘，性温，入肝、肾经，含硫化物、苷类、苦味质等，功能温中行气。《本草拾遗》记载它有"温中，下气，补虚，调和脏腑，令人能食，益阳"的功效。前者补肾，固精，后者温中补虚，二者搭配，对改善命门火衰，肾气亏虚引起的阳痿不举有好处。

 其他对症小偏方

韭菜炒河虾： 韭菜 100 克，河虾 200 克，青红椒丝、食用油、盐、生抽各适量。先将河虾剪去尖嘴，再将韭菜洗净切段，锅中放入适量食用油，油热后，放入河虾煸炒至红色，放入青红椒丝和韭菜段翻炒均匀，放入盐和生抽调味，翻炒几次即可。有利于补肝益肾壮阳。

猪肾枸杞汤： 猪肾 2 个，枸杞子 30 克，盐适量。将猪肾去筋膜，切片，入枸杞子同煮汤，加盐调味食用。吃猪肾、枸杞，饮汤，每日 1 次，10 天为 1 个疗程。该偏方对改善阳痿效果好。

覆盆子茶： 覆盆子 3 克，冰糖适量。将覆盆子洗净，放入茶杯中，加入开水冲泡 5 分钟，放入冰糖调味即可。代茶饮，有利于改善遗精、阳痿等症。

肉苁蓉羊肾汤： 肉苁蓉 20 ～ 30 克，羊肾 1 对。将上述材料处理干净，入锅，倒入适量清水，大火煮沸后改用小火煮汤，加入盐调味即可。温服，每日 1 次，佐餐食用。有利于补肾益精、壮阳，适用于肾虚型阳痿。

早泄

蜂蜜核桃仁防"精淤"

早泄是最常见的性功能障碍现象，发病率非常高，大约占成年人的1/5以上，它严重困扰着男性的身心健康。因为社会发展的速度不断加快，人们的生活水平也不断提升，但是越来越多的人不注意身体的健康，特别是男性，所以早泄的现象非常普遍，中老年人尤其要引起重视。

中医认为，早泄除与精神因素有关外，主要还与"精淤"有关，因精淤而致使精关开阖失度，终致早泄。治疗方法主要是活血化瘀，疏肝理气，通精固肾，兼心理治疗。

对早泄的中医辨证施治通常有以下几个方面：

肝经湿热型 性欲亢进，交则早泄，并伴头晕目眩，口苦咽干，心烦易怒，阴囊瘙痒，小便黄赤。

阴虚火旺型 早泄，阳事易举，伴五心烦热，潮热，盗汗，腰膝酸软。舌红少苔。

心脾两虚型 早泄气短乏力，面色无华，心悸，腹胀，纳差，便溏。

肝气郁结型 早泄精神抑郁，紧张，焦虑，失眠多梦。

肾气不固型 性欲减退，早泄，伴遗精，甚则阳痿，腰膝酸软，小便清长，或不利，面色无华，舌淡苔白。

蜂蜜核桃仁

特荐偏方

做法及用法 蜂蜜20克，核桃仁50克。将核桃仁洗净，焙干，研为细末，用蜂蜜调匀。每日1剂，分次食用。

《本草纲目》记载核桃仁有"温肺润肠，治虚寒喘嗽，腰脚重痛"的功效,《医林纂要》认为它能"补肾,润命门,固精"。蜂蜜《神农本草经》认为可以:"益气补中,止痛,解毒……和百药。"前者补肾固精,后者补中益气,二者搭配对于肾气不足,肾亏虚引起的早泄有一定的食疗作用。

其他对症小偏方

龙眼粥: 龙眼肉 50 克,粳米 100 克。将龙眼肉洗净、撕碎;粳米淘洗干净,二者一起入锅,加清水 700 毫升,用旺火煮沸后改文火煮成粥。趁热分次食用。适用于心脾两虚型早泄。

荠菜粳米粥: 荠菜 50 克,粳米 50 克。将荠菜洗净,切细;粳米洗净,置锅中,加清水 500 毫升,用旺火煮开 3 分钟,改文火煮30 分钟,待粥将成时,加入荠菜煮至粥成,加盐调味即可。趁热食用。适用于肝经湿热型早泄。

枸杞羊肉粥: 枸杞叶 250 克,羊肾 1 只,羊肉 100 克,葱白 2 根,粳米 100~150 克,盐少许。将新鲜羊肾剖洗干净,去内膜,切细;再把羊肉洗净切碎,枸杞叶煎汁去渣,同羊肾、羊肉、葱白、粳米一起煮粥。待粥成后加入细盐少许,稍煮即可。每日 1~2 次,温热服。有利于滋肾阳、补肾气、壮元阳,适用于肾虚劳损、阳气衰败所致的早泄。

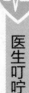

医生叮咛

早泄患者的饮食注意

1. 宜多吃动物内脏。

2. 宜常吃含精氨酸较多的食物,如山药、银杏、鳝鱼、海参、墨鱼、章鱼等多种食物。

3. 宜补充锌,含锌较多的食物如牡蛎、牛肉、鸡肝、蛋、花生米等。

4. 饮食以软食为主,适当进食滋补类食物,如蛋类、骨汤、莲子、核桃等。

偏方应用小常识

什么是偏方

偏方也称"土方"，就是指那些组方比较简单，药材的种类也不是特别多，而且在日常生活中比较容易就地取材，对某些疾病具有特殊疗效的方剂。偏方通常来自民间又广泛流传于民间，是珍藏于民间的瑰宝。在中医学漫长的岁月中，经过历代医学家的反复摸索和实践，积累了与疾病作斗争的丰富经验，创造了难以计数的有效偏方。偏方既包括纯中草药偏方，又包括食疗偏方和药膳偏方，不管是哪一种，它们都是数代人经过反复的实践、验证、升华和提高得到的，可以说是先人智慧的结晶和民间经验积累的成果。因此，在我国民间所流传的偏方、验方、秘方种类繁多，简单又疗效神奇，已经成为中华民族宝贵的文化遗产和中国传统医学的重要组成部分。

偏方因其用药简单、价格低廉、疗效独特而广受老百姓的欢迎，在民间更是有"偏方治大病""小小偏方，气死名医"这样的说法。直到现在，仍然有很多饱受疾病缠身的患者在不断地打听、寻找各种偏方，而且用偏方治好疾病的患者也不在少数。由此可见，偏方在民间享有非常高的盛誉，名副其实的地成为中医学宝库中不可分割的一部分。

偏方的特点

通过上面对偏方的了解，我们大概知道了为什么偏方如此受欢迎的原因，那么总结出来，偏方共有以下 4 方面的特点：

第一，疗效显著。在日常生活中，偏方不仅对像头痛、感冒、咳嗽等小病有显著的治疗缓解作用，同时对于一些疑难杂症、慢性疾病以及一些突发疾病都有不错的疗效。

第二，取材方便。偏方中所需要的材料，大部分是我们日常生活中常见常用的食材及药材，取材非常方便，比如葱、姜、蒜。而且这些材料价格又非常便宜，使得老百姓不用花昂贵的医药费，就可以把病治好。

第三，操作简单。由于偏方中的材料一般比较少，所以做起来比较容易上手。此外，大部分偏方和日常生活中的烹调方法基本相同，既可以煮煎，又可以泡酒，还可以做成药膳或者做成药贴外敷，操作可谓是多种多样，简单易学。

第四，不良反应小。因为偏方中所选用的材料，都是一些安全可靠、经常用到的中草药，或者是日常生活中每天食用的五谷杂粮、瓜果蔬菜以及禽肉蛋类，这些材料几乎都有药食同源的性质，不仅对身体没有害处，而且还是益处多多。

偏方的分类

从祛病的角度上来讲，我们可以将偏方划分为 9 个类别。

【补益类】

这类偏方所采用的材料一般是甘温或甘凉的药材或者食物，具有滋补强壮的作用，可以健身补益，治疗身体虚弱。例如当归鸡汤、黄芪羊肉汤、十全大补汤等，对气虚性的中老年人有着极好的补益作用。但当偏方构成为药物时，应该知道药物不同于营养保健食品，没病的人群不能随意使用。

【理气类】

这类偏方的构成为辛温通达的药材或食物，对于脘腹气滞所导致的痛症有着不错的疗效，它往往有理气止痛的作用，例如陈皮粥。有理气作用的药材均以疏畅气机、调整脏腑功能，以及治疗气滞、气逆证候为主，缺点是容易耗气伤阴，所以如果有气虚或阴亏症状的中老年人，就不要选择含有这种药物成分的偏方。

【补血类】

血是健康的根本，补血类偏方是用辛甘温入血分的药材或食物组成，对于血瘀证、跌打损伤之类的，可以起到养血理血、活血化瘀作用，例如当归全鸡、桃仁粥、双参酒等。

【解表类】

这类偏方是用辛散药物或食物组成的，对于感冒和外感病初期，发散病邪、解除表证有着不错的疗效，例如葱白生姜汤、生姜红糖汤等，都可以辛温解表、发散风寒。《黄帝内经》中说："其在皮者，汗而发之。"有解表作用的药物都有疏解肌表、促使发汗、解除表证的作用，这些药物大多属辛味，有发散作用，能使外邪随汗外泄。但解表药物有温性和凉性之分，在使用含有这类药物的偏方时请务必注意。

【消积类】

内有积食不仅会影响容颜，还会对胃肠功能发起挑战，而消积类偏方的主要作用是恢复脾胃运化功能。消积类偏方往往是由健脾助运、滑肠的药材或食物组成，适用于热结便秘、胃胀不适等里证，例如土豆蜂蜜汁、芝麻杏仁糊等。

【清热类】

这类偏方的作用区别于解表，虽然在药单上我们常看到清热和解表被写在一起，但在严格意义上说，清热和解表隶属两大类。清热偏方由寒凉性的药材或食物组成，具有清热解毒、生津止渴的作用，适用于热证。例如金银花汤等偏方。对于那些容易上火的中老年人来说，此类偏方较为适合。

【祛湿类】

痰、湿容易造成身体发胖。痰湿类小偏方是由温燥、苦寒、温通的药材或食物组成，具有祛湿化浊、清热温阳的作用，适用于风湿和湿热导致的病症，例如薏米红豆粥、砂仁陈皮鲫鱼汤等。

【祛痰类】

痰为人体津液所化，而津液是人体正常的生理性体液。痰是一种病理产物，大多由"外感风寒湿热之盛，内伤七情饮食之郁"所致，因气逆液浊而成多量稀黏之汁。祛痰类偏方多由辛温苦降或甘润的药材或食物组成，有止咳祛痰、润肺平喘等功效，例如贝母雪梨汤、银耳羹等。

【息风类】

风证有内外之分，外风证是外感风邪所致，治疗时应以发散为主。而内风证是由脏腑病变所致，其原因有邪热亢盛、引动肝风，肝肾阴虚、肝阳化风，阴亏血少、虚风内动等。治疗内风证宜选用息风法，通过清热、滋阴、养血、解痉等逐渐恢复肝脏功能。息风类的偏方多由甘柔潜镇的药材或食物组成。

食物入偏方，药食同源

战国时的扁鹊有一句名言："君子有病，期先食以疗之，食疗不愈，然后用药。"这句话很简单，大意是一个人生病后，可以先用食物进行治疗，若食物治疗不好，再用药治疗。

中医素有"药食同源"的说法，也就是说许多食物既是药物，同时也是食物，二者之间没有明确的分界线，而且一样具有防治疾病的作用。其实，在远古时代，人们在寻找食物的过程中就发现了食物和药物的性味和功效，并认识到很多食材可以当作药材使用，而有些药材又可以当作食材食用，这就是"药食同源"理论的开始，也是食物疗法的开始。

现代生活提倡"回归自然"，也提倡尽可能食补。食疗成为偏方，优点不可谓不多。它有着取材方便、制作简单、价格低廉、疗效明显、食用可口以及不良反应小等特点。食材中的瓜果蔬菜、五谷杂粮、鱼肉蛋禽、蜂乳饮品等，是居家必备的食材，市场均可买到，取材、制备方便。例如绿豆可以解毒，冬瓜可以清热。可见，食疗作为一种辅助的措施，对于疾病的防治是有积极意义的。

虽然中药与食物都具有防病治病的作用，但是它们之间的不同之处也是很大的。在生活中经常会听到人们说"这药药劲真大"，却很少听说某种食物有这样的作用。可见对用于专门治病的中药来说，它的药效药性较强，对疾病有专门的针对性，在用药得当的情况下可以做到药到病除，如果用药不当就会出现明显的不良反应。食物则有所不同，不仅在治疗疾病的疗效上不及中药迅速和突出，即使食用不当，也不会出现严重的不良后果。这也是为什么药物除了生病吃之外，平时几乎不吃，而食物则需要天天食用，以维持人体正常功能的原因。

中老年人选用偏方不能盲目

偏方是我国劳动人民同疾病作斗争的智慧结晶，长期以来流传在民间，在医疾除病方面发挥了显著功效。但民间也有因滥用偏方而致病情加重，甚至中毒贻误生命的。因此，必须提高人们对中草药毒性的认识。

有些中老年人得了疾病后，到处打听民间偏方，把偏方当作"救命稻草"。一些未经临床验证的民间偏方也同样被当成正规治疗之外的"灵丹妙药"。他们认为保健品、中草药不良反应不大，所以更加放心食用，有的甚至比吃医生开的药还上心。很多中老年人也不问疾病早、中、晚期，更不辨病人体质，千人同一药、万人共一方。病人抱着不妨"试一下""有效就有效，无效也无害"的心态，殊不知很多病是"治好不容易，治坏很容易"。中草药作为天然药物，药不对证同样有毒害作用。这样的乱用很容易给人造成不利影响，所以选用偏方要谨慎。

中医学早就对中药的毒性有较深刻的认识。《神农本草经》将中药分为上中下三品，记载有"下品多毒，不可久服"。轻信偏方以毒攻毒，会导致严重后果。中医学讲究辨证论治，使用偏方也不例外。大多数偏方只能够对某一个病症进行治疗，但相似的症状其病理基础不一定相同，因此需要的药物也必然不同。此外，患者的年龄、性别、体质等各有差异，同样的病症别人用了有效，自己用了就不一定有效。

一般来说，偏方、土方、小验方都是未经过严格临床试验和药理实验的非正规药方，其疗效并不十分肯定，而且其不良反应也不为人们所了解和重视。有些偏方药物配伍不合理，也会存在较大的不良反应。

因此，中老年人在使用偏方时，必须树立科学用药的意识。即使是从一些媒体上看到的偏方，也要慎重鉴别，不可盲从。不要轻信江湖游医，看病吃药最好遵医嘱，选择偏方也要结合自身情况，科学选择。

中老年人常见疾病需做好日常防护

中老年人的常见病要以预防为主，应把预防放在首位。要根据中老年人的生理和心理特点，循序渐进、持之以恒，进行全面综合的防治，力争使中老年人不得急性病，不诱发慢性病急性发作。为此，预防中老年疾病应遵循以下原则：

生活规律

生活规律是长寿老人共同的特点，起居规律，符合生物钟原理，使神经调节正常，则不易生病。

合理营养

中老年人膳食要保证有足够的蛋白质和维生素、矿物质和纤维素以补充身体营养需求，提高机体免疫功能，防止营养过剩而使体重增加，引发肥胖症、脂肪肝等"富贵病"。

保持好心情

中老年人要性格开朗，情绪乐观稳定，不要对未实现的愿望耿耿于怀，感到失落、不平、孤独，时刻保持心情愉快，学会超脱自我。

适度运动

运动可以促进血液循环，加快新陈代谢，增强肌力，活动关节。长期坚持适量的运动，能促进身心健康，增强抗病能力，如散步、慢跑、体操、太极拳、跳舞、气功等，都是不错的运动方式。但要注意量力而行，讲究科学性，并持之以恒，如有冠心病、血管硬化、高脂血症的中老年人，不可做跑步等剧烈运动，以免引起心脑血管疾病的发作。

定期体检

中老年人须每年全面体格检查一次，及早发现危及生命的主要疾病，及时进行治疗，做到防病、治病及时。

中老年人四季养护小偏方

春季护肝小偏方

春天，肝的功能旺盛，如果再多吃些酸味食品，肝气更加旺盛，会导致脾胃的消化、吸收功能下降，影响人体健康。因此要少吃酸味食品，以防肝气过盛。春季宜吃甜品食物，以健脾胃之气，如红枣，性味平和，可以滋养血脉，强健脾胃，既可生吃，亦可做枣粥、枣糕，以及枣米饭。山药也是春季饮食佳品，有健脾益气、滋肺养阴、补肾固精的作用。

特荐偏方

胡萝卜薏米山药粥

取胡萝卜、山药各 250 克，薏米 30 克，粳米 50 克。将胡萝卜及山药切成小块，先将粳米、薏米加水煮粥，半熟时加入胡萝卜及山药，再煮成粥。山药健脾助消化，薏米健脾利湿，胡萝卜可提高呼吸道黏膜的抵抗力。

黄芪党参红枣粥

取黄芪、党参各 10 克，红枣 15 颗，粳米 50 克。先加水煮黄芪、党参约半小时，去渣取汁，再加入红枣及粳米煮粥。黄芪可提高免疫力，党参、红枣合用有利于养血补血。

莲子百合羹

取莲子 20 克，新鲜百合 30 克，鸡蛋 1 个，白糖适量。将莲子与百合加水，用小火煮至烂，加入鸡蛋及白糖继续煮即可。该偏方有利于补脾肺，宁心安神，缓解春困。

芡实鲫鱼山药汤

取芡实 15 克，山药 30 克，鲫鱼 1 条，盐少许。将鲫鱼去鳞、去内脏，用油煎至表面淡黄色，加芡实、山药及水煮 1 小时，用盐调味即可。该偏方有补肝肾的作用。

薄荷枸杞粥

取薄荷 5 克，枸杞子 10 克，粳米 50 克，冰糖适量。将薄荷洗净，备用；将粳米、枸杞洗净，加适量水煮粥，煮至粥半熟时加入薄荷，待粥将成时加入冰糖，再煮沸即可。该偏方能清心怡神，疏风散热，增进食欲，帮助消化。

夏季消暑小偏方

夏季是一年中气温最高，雨量最多、湿度最大，自然界中万物生长最旺盛、开花结果的季节。在这"夏长"的季节中，中老年人只有适应自然界的规律，安排好生活，才能顺应自然，安全度夏，达"以自然之道，养自然之身"的目的。夏季的饮食原则以营养丰富、荤素搭配的清淡之品为主，少食油腻厚味及热性食物。

▌特荐偏方▌

荷叶粥

取新鲜荷叶 1 张，洗净切碎，放入纱布袋中水煎，取浓汁 150 毫升，加入粳米 100 克，冰糖适量，加水 500 毫升，煮成稀粥，每天早、晚各食 1 次。荷叶气香微涩，有清热解暑、消烦止渴、降低血压和减肥等功效，与粳米、冰糖煮粥香甜爽口，是很不错的清热解暑良药。

金银花粥

金银花 30 克，粳米 50 克。将金银花加水煎煮后取浓汁约 150 毫升，再用粳米 50 克，加水 300 毫升煮成稀粥，分早、晚两次温服。金银花性味甘寒、气味清香，可防中暑，尤宜风热患者、头痛目赤、咽喉肿痛、高血压及冠心病患者食用。

绿豆百合粥

绿豆 100 克，百合 50 克，粳米或糯米适量，白糖或冰糖少许。将绿豆与粳米或糯米洗净，入锅，加水适量煮熟，再加入百合略煮片刻即可。在食用之前，加入白糖或者冰糖调味。该偏方有利于清热解毒、利水消肿，适用于咽喉干痛、热病后余热未尽、烦躁失眠等症的调理。

冬瓜绿豆排骨汤

绿豆 100 克，冬瓜 50 克，排骨 80 克，盐少许。将绿豆洗净，提前浸泡 1~2 小时。冬瓜洗净，去瓤，无需去皮，切厚块。排骨洗净，斩块，氽水捞起。将 8 碗水倒入煲内烧开，放入所有材料，大火煮沸，转小火煲 1 个半小时，入盐调味即可。该偏方有利于清热解暑，减肥消肿。

绿豆百合薏米汤

绿豆 50 克，百合 20 克，薏米 100 克，冰糖适量。薏米和绿豆洗净，提前浸泡 2 小时；百合洗净。将薏米、绿豆和百合放入煲内，倒入适量清水，大火煮沸，改小火煲 40 分钟左右，下冰糖煮至融化即可。该偏方有利于清热养阴，健脾祛湿。

花生小米粥

小米 50 克，花生仁 50 克，红小豆 30 克，桂花糖、冰糖各适量。将小米、花生仁、红小豆放入清水中浸泡 4 小时，然后淘洗干净，待用；锅中注入适量清水，加入花生仁、红小豆煮沸后，改用小火煮 30 分钟；放入小米，煮至米烂，花生仁、红小豆酥软，再加入冰糖、桂花糖即可。小米味甘咸，有清热解渴、健胃除湿、和胃安眠等功效，内热及脾胃虚弱的中老年人更适合食用它。

消暑祛湿汤

鲜莲叶 1 张，赤小豆 1 两，扁豆衣 1 两，薏米 1 两，老冬瓜(连皮)1 斤，西施骨半斤，瑶柱 4 粒。薏米先用清水渗透，再将以上材料洗净，西施骨先氽水，干瑶柱渗透，所有材料加清水约 15 碗，以中火煲 2 小时，调味即可。消暑祛湿，适合中老年人夏季食用。

粟米白果猪肚汤

粟米 30 克，白果 50 克，猪肚 1 个，生姜 3 片。粟米洗净；白果去壳、去衣、洗净；猪肚冲洗后翻转，用刀刮去脏杂，再用生粉反复洗净，并以清水冲净；所有材料放进瓦煲内，加入清水 3000 毫升，大火煲沸后改小火煲 2 个半小时，调入适量食盐便可。以粟米配伍敛肺气、止滞浊的白果煲猪肚，其气味清润而不腻不滞，除了有健脾祛湿的功效外，还能清热、益气、健胃。

梅花粥

先取梅花5～7朵，洗干净。然后将100克米放进锅中煮熟，加入梅花和适量白糖，煮沸即可。梅花粥具有舒肝明目、健脾开胃的效果，是开胃的一款药膳。

秋季润燥小偏方

秋季，自然界阳气渐收，阴气渐长，秋风劲急，气候干燥。中老年人起居调摄应与气候变化相适应，以免秋天肃杀之气对人体产生不良影响。秋天空气干燥，加之人体在夏季津液耗损，容易出现口舌生疮、鼻腔和皮肤干燥、咽喉肿痛、咳嗽、便秘等"秋燥"现象。可适当选服些滋阴润肺补品或药粥，如沙参、百合、银耳、芝麻加粳米、冰糖适量煮粥即可，早晚服食，以防秋燥伤人。

▌特荐偏方▐

川贝炖雪梨

雪梨1个，川贝末6克。将雪梨洗净，横断切开。掏去核后放入川贝末，将两瓣并拢，用牙签固定，放入碗中加清水适量，置锅内隔水炖煮30分钟即可。吃梨喝汤，每日1次，连服3~5天。该偏方有利于改善秋季咳嗽。

杏仁川贝百合粥

杏仁、百合各50克，川贝25克，糯米70克。把杏仁、川贝、百合洗净，加适量水煮约1小时，捞去药渣，再放入糯米，煮约30分钟。这道粥品可降气、润肺、止咳，有利于改善咳嗽有痰、胸闷少气、口干舌燥等秋燥之证。

人参百合粥

鲜人参片25克，干百合50克，粳米150克，盐少许。先将前3味洗净，然后将粳米放入锅中煮成粥，再加干百合及鲜人参片同煮至熟，加盐调味即成。该偏方具有清润补肺、定心安神之功效，适用于体质虚弱、贫血、肺结核、精血不足的人。

参麦茶

西洋参 2 克，沙参 10 克，麦冬 10 克。将材料放入杯中，加沸水冲泡，滤汁，加蜂蜜适量代茶饮。具有滋阴生津、润燥之功效。

罗汉果煲猪肺

罗汉果 1 个，猪肺 24 克，调料品适量。将成熟的罗汉果洗净，切成薄片，猪肺切成小块，挤出泡沫，洗净放入砂锅中，加水适量，再放入罗汉果片同煮，加入调料即可食用。可润肺止咳、清热化痰，适用于燥热咳嗽。

冬季抗寒小偏方

冬季进补应注意养阴，以滋补为主。根据中医"虚则补之，寒则温之"的原则，在膳食中应多吃温性、热性特别是温补肾阳的食物进行调理，以提高机体的耐寒能力。冬季"食补"，应供给羊肉、狗肉、牛肉、鸡肉及鳝鱼、鲤鱼、鲢鱼、带鱼、虾等肉食。冬令进补能提高人体的免疫功能，促进新陈代谢，使畏寒的现象得到改善，有助于体内阳气的升发，为来年的身体健康打好基础。"三九补一冬，来年无病痛"就是这个道理。

▌特荐偏方▌

百合栗子羹

鲜百合 100 克，栗子（去壳）150 克，山药 30 克，冰糖适量。将鲜百合、栗子、山药洗净，一同放入砂锅，加适量清水，先用大火煮沸，再用小火熬 2 小时，调入冰糖即成。该偏方有利于润肺养阴，健脾益肾。

黑芝麻粳米粥

黑芝麻 30 克，粳米 100 克，白糖 10 克。将黑芝麻拣去杂质，淘洗干净，晒干。入锅炒香，压成碎末。粳米淘洗干净，放入锅内，加适量清水，用大火烧开后改小火熬煮至米烂粥稠，加入黑芝麻末，再煮沸，加入白糖调味即成。该偏方可滋补肝肾，养血安神。

龙眼红枣粥

龙眼 10 克，莲子 20 克，红枣 4 颗，糯米 100 克。龙眼、莲子、红枣同时放入锅内，加入洗净的糯米，倒入适量清水，大火煮沸后改用小火煮至糯米香烂。该偏方有补血安神作用，适合冬季体虚者食用。

归芪红枣汤

黄芪 30 克，当归 15 克，红枣 20 颗。将上述材料洗净，入锅，倒入适量清水，大火煮沸后改用小火焖煮 30 分钟，反复煎煮 2 次，汁水合并，早晚分服。该偏方具有益气养血、健脑安神之功用。

桑椹龙眼饮

桑椹、龙眼各 10 克。将上述材料一起放入杯中，加沸水适量，加盖闷泡 15 分钟左右即成。当茶饮，具有补肝、益肾、健脾、养血、安神之功。

黄芪炖乌鸡

黄芪 50 克，乌骨鸡 1000 克，葱 10 克，姜 10 克。乌骨鸡清洗干净，放入沸水锅中焯一下，捞出洗净。将黄芪洗净，放入乌骨鸡腹中，放入砂锅，放入料酒、盐、葱段、姜片，用小火炖至乌鸡肉烂入味即成。

生姜糯米粥

将糯米 100 克淘洗干净，放入锅中先煮开，改用文火煨。加入葱白 6 段、生姜 6 片煮至粥烂，加入米醋、食盐、味精搅匀，即可趁热食用。此粥具有活血、散寒的作用。

羊肉粳米粥

羊肉 100 克，粳米 100 克，盐、葱、姜各适量。羊肉洗净切片，葱、姜切成碎块备用。将粳米淘洗干净，同羊肉及调味品一同放入锅内，加清水适量，先用大火煮沸，再用小火熬成粥。本粥具有益气血、暖脾胃、添精补髓的作用，适于阳气不足、气血亏损、腰膝酸软者服用。